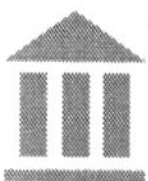

AF548960

Weiterführend empfehlen wir:

Meine Rechte danach
ISBN 978-3-8029-6238-7

Meine Rechte danach als Zeitsoldat
ISBN 978-3-8029-6258-5

Soldatengesetz Kommentar
ISBN 978-3-8029-6240-0

Der aktuelle Steuerratgeber für Soldaten
ISBN 978-3-8029-6281-30

Burnout-Watcher
ISBN 978-3-8029-3858-0

Was kostet das Kranksein?
ISBN 978-3-8029-1453-9

Die neue Vorsorge-Mappe
ISBN 978-3-8029-1331-0

So schreibe ich mein Testament
ISBN 978-3-8029-3598-5

Weitere Titel unter: www.WALHALLA.de

Catri Tegtmeier · Michael A. Tegtmeier

PTBS

Das unsichtbare Leid

Posttraumatische Belastungsstörung

Handbuch für Einsatzkräfte und deren Angehörige

2., erweiterte Auflage

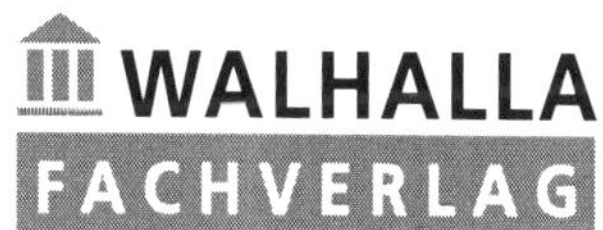

Bibliografische Information der Deutschen Nationalbibliothek
Die Deutsche Nationalbibliothek verzeichnet diese Publikation in der Deutschen Nationalbibliografie; detaillierte bibliografische Daten sind im Internet über http://dnb.dnb.de abrufbar.

Zitiervorschlag:
Catri Tegtmeier, Michael A. Tegtmeier, PTBS – Das unsichtbare Leid
Walhalla Fachverlag, Regensburg 2014

Hinweis: Unsere Werke sind stets bemüht, Sie nach bestem Wissen zu informieren. Die vorliegende Ausgabe beruht auf dem Stand von Januar 2014. Verbindliche Auskünfte holen Sie gegebenenfalls bei einem Rechtsanwalt ein.

E-Book inklusive: Der Erwerb dieses Buches umfasst den kostenlosen Download des E-Books. Nähere Informationen dazu finden Sie am Ende des Buches.

2., erweiterte Auflage

Produktion: Walhalla Fachverlag, 93042 Regensburg
Umschlaggestaltung: grubergrafik, Augsburg
Druck und Bindung: Westermann Druck Zwickau GmbH
Printed in Germany
ISBN 978-3-8029-6239-4

SBL-WDZ-1113-14884-0

Schnellübersicht

Abbildungsverzeichnis

Vorwort des Bundesvorsitzenden des Deutschen BundeswehrVerbandes Oberst Ulrich Kirsch

Im Jahr 2013 ist der deutschen Gesellschaft der Begriff der „posttraumatischen Belastungsstörung" – kurz PTBS – durchaus bekannt. Das liegt unter anderem an der Berichterstattung über eine Vielzahl von Soldatinnen und Soldaten, die im Einsatz eine „Verwundung an der Seele" erlitten haben. Die so gewonnene Öffentlichkeit dieses Leidens ist wichtig, denn sie ist Voraussetzung für die Akzeptanz in unserer Gesellschaft. Gesellschaftliche Akzeptanz wiederum ist Voraussetzung für einen fürsorglichen Umgang mit den Betroffenen.

Auf diesem Feld ist mittlerweile viel erreicht worden, nicht nur bei der Prävention und Behandlung, sondern auch bei der darüber hinausreichenden Unterstützung:

Der Prävention und Früherkennung dient das Rahmenkonzept „Erhalt und Steigerung der psychischen Fitness von Soldaten und Soldatinnen" mit einem Screening-Verfahren für alle Kontingentteilnehmer vor und nach dem Einsatz. Zur Behandlung und Erforschung einsatzbedingter psychischer Erkrankungen gibt es seit 2010 das Psychotraumazentrum am Bundeswehrkrankenhaus Berlin. Und weit mehr als 100 Kameradinnen und Kameraden haben bis heute die Einstellung in ein sogenanntes „Wehrdienstverhältnis besonderer Art" nach dem Einsatzweiterverwendungsgesetz erlangt. Die Weiterverwendung verhindert, dass der Soldat nach seinem Dienstzeitende ohne Bezüge und truppenärztliche Versorgung, aber mit einer nur schwer zu beseitigenden gesundheitlichen Schädigung vor seiner weiteren beruflichen Zukunft steht. Die Mehrzahl der so im Dienst verbliebenen Soldatinnen und Soldaten leidet an einer psychischen Erkrankung, häufig an einer PTBS.

Die Aufzählung ließe sich noch lange fortsetzen, doch so erfreulich diese Entwicklung ist: Es wäre falsch, sich auf diesem Stand auszuruhen. Nach wie vor schickt die Bundesrepublik Deutschland ihre Soldatinnen und Soldaten in fordernde und nicht selten lebensgefährliche Auslandseinsätze. Die Zahl der PTBS-Fälle steigt jedes Jahr, und allein in 2012 waren über 1.100 Neuerkrankungen und Weiterbehandlungen zu verzeichnen. Soweit diese Zahl steigt, weil zunächst unerkannte Fälle entdeckt werden, ist das sogar gut. Denn das heißt, dass die Betroffenen selbst oder auch jemand aus ihrem persönlichen Umfeld die Erkrankung als solche wahrgenommen haben und eine professionelle Diagnose und Behandlung suchen konnten. Leider verhindern noch immer Verdrängungsmechanismen, Scham oder sogar Angst vor der Reaktion von Familie, Freunden und Kameraden allzu oft den Gang zum Truppenpsychologen.

Die erste Auflage dieses Buches aus dem Jahr 2011 hat in diesem Zusammenhang einen wichtigen Beitrag geleistet und Betroffene wie Vorgesetzte für das Thema sensibilisiert. Die erweiterte zweite Auflage von „PTBS – Das unsichtbare Leid" ist erneut eine wertvolle Arbeit. Allen Vorgesetzten in der Bundeswehr möchte ich das neue Kapitel „Führen von Einsatzgeschädigten und psychisch Belasteten" ans Herz legen. Die Autoren geben dort wichtige Hinweise für den Umgang mit Traumatisierten im täglichen Dienst. Dabei gehen sie nicht nur auf die Verantwortung des Dienstherrn ein, sondern auch auf den Vorgesetzten selbst. Denn auch dieser ist dem Risiko einer psychischen Erkrankung ausgesetzt.

Ich empfehle dieses Buch allen Soldatinnen und Soldaten, ob sie nun im Einsatz waren oder nicht. PTBS und andere psychische Erkrankungen sind Teil der Einsatzarmee Bundeswehr geworden. Es ist daher unerlässlich, sich damit auseinanderzusetzen.

Ulrich Kirsch

„Obwohl der Mensch seit langem das Maß aller Dinge ist, ist er dennoch eine zerbrechliche Kreatur mit Ängsten, Zweifeln und Schwächen, zuweilen aber auch von großem Mut und Stärke. Die Führer auf allen Ebenen müssen daher die tatsächlichen Grenzen der menschlichen Belastbarkeit kennen, haushälterisch mit den menschlichen Ressourcen umgehen und ihre Energien auf deren langfristige Erhaltung konzentrieren."[1]

PTBS verstehen

Seit Jahren beschäftigen wir uns mit der Frage, wie Einsatzkräfte aus militärischem und zivilem Umfeld, die vielschichtigen traumatischen Situationen ausgesetzt sind, die erlebten schrecklichen Bilder und Belastungen verarbeiten. Welche Rahmenbedingungen müssen geschaffen werden, damit den Betroffenen angemessene Hilfe zukommt?

Während bei uns zunächst das Literaturstudium im Vordergrund stand, haben wir inzwischen vielfältige Erfahrungen gewonnen. Zum einen durch unsere berufliche Tätigkeit als Fachärztin für Psychosomatische Medizin und Psychotherapie, klinische Verhaltenstherapeutin sowie Chefärztin einer psychosomatischen Klinik bzw. als Generalstabsoffizier der Bundeswehr mit eigener Einsatzerfahrung. Zum anderen durch unsere Dissertationen, die sich jeweils mit dem Themenbereich PTBS bei militärischen Einsatzkräften befasst haben.

Mit Freude haben wir gesehen, dass das Thema PTBS inzwischen in das Bewusstsein der Bevölkerung gerückt und in den letzten Jahren einer breiteren Öffentlichkeit bekannt geworden ist. Dennoch findet diese Krankheit in vielen Bereichen kaum Akzeptanz.

Nicht bei allen von traumatischen Erlebnissen Betroffenen bildet sich eine vollständige PTBS gemäß den offiziellen Klassifizierungssystemen der Krankheiten aus. PTBS stellt nur die Spitze des Eisberges dar. Neben PTBS dürfen auch die weiteren möglichen Folgen nach Extrembelastungen (z. B. Depression, Burnout, Angststörungen, Panikattacken oder Suchterkrankungen) nicht außer Acht gelassen werden. Die Anzahl dieser Erkrankten übersteigt bei Weitem die PTBS-

---

1 Hartmann, K.: Gefechtsstreß: Können wir ihn weiterhin ignorieren? Defence Force Journal, 1989, 77, S. 44–54

Fälle. Daher benötigen auch diese Erkrankten Unterstützung und Behandlung.

Es bleibt zu hoffen, dass die Anerkennung berufsbedingter Traumatisierungen zukünftig vereinfacht wird und damit die soziale Unterstützung, neben dem privaten und beruflichen Umfeld, zum Wohle der Betroffenen weiter wächst. Die im Zuge der Diskussion um PTBS neu geschaffenen gesetzlichen Regelungen, das Einsatzversorgungsverbesserungsgesetz und das Einsatzweiterverwendungsgesetz, tragen maßgeblich zur Unterstützung von psychisch einsatzverwundeten Soldaten bei.

Unabhängig davon bleibt die Verantwortung der entsendenden Organisationen unverändert bestehen. Kommen Mitarbeiter im dienstlichen Auftrag zu Schaden – dies betrifft auch psychische Schädigungen –, sind alle Maßnahmen zur Wiederherstellung der Gesundheit zu ergreifen.

Dieses Handbuch soll dazu beitragen, Einsatzkräften und Angehörigen, aber auch Therapeuten das Thema PTBS näherzubringen und sie über die Besonderheiten von traumatischem Stress in der Einsatzvorbereitung sowie während und nach einem Einsatz zu informieren. Es gibt Hilfestellung bei der Erkennung von PTBS und ermöglicht einen Einblick in die Behandlung. Bei Verdacht auf eine PTBS-Erkrankung bietet der Fragebogen in Kapitel 8 die Möglichkeit einer diagnostischen Unterstützung. Keinesfalls kann er das Aufsuchen professioneller Hilfe zur Diagnostik ersetzen.

Unser besonderer Dank gilt Frau Roswitha Wendt, Herrn Hartmut Becker sowie Herrn Sebastian Lohmüller, die unsere Arbeit wie immer kritisch-konstruktiv begleitet und wertvolle Anregungen gegeben haben. Darüber hinaus danken wir all denen, die mit unzähligen Hinweisen und Empfehlungen dazu beigetragen haben, dass viele unterschiedliche Aspekte in die zweite Auflage dieses Buchs einfließen konnten. Ganz besonders möchten wir den Beitrag von Carolin-Charlotte Tegtmeier hervorheben, die uns den notwendigen Freiraum geschaffen und eigene Ansprüche zurückgestellt hat.

Dr. Catri Tegtmeier *Dr. Michael A. Tegtmeier*

PTBS – Bedeutung heute

2

Wachsende Zahl der Betroffenen

Kriege und Gewalt bestimmen seit Jahrhunderten das menschliche Zusammenleben. Die enormen psychischen Schäden, die der Mensch durch kriegerische Auseinandersetzungen erleiden kann, wurden besonders im Ersten Weltkrieg im zermürbenden und menschenverachtenden Stellungskrieg an der Westfront deutlich. Viele Soldaten kamen verwundet aus dem Krieg zurück, ohne durch Waffen im herkömmlichen Sinne verletzt worden zu sein.

Besonders nach dem Vietnamkrieg wurden die aufgetretenen Phänomene wissenschaftlich untersucht. Dabei kam man zu der Erkenntnis, dass Soldaten durch Stress ausgelöste, posttraumatische Erkrankungen, eine sogenannte Posttraumatische Belastungsstörung (PTBS) (engl.: Post Traumatic Stress Disorder – PTSD), erlitten hatten. Diese wurde bei rund 30 Prozent der amerikanischen Vietnamveteranen nachgewiesen.

Aktuelle Untersuchungen zeigen, dass – abhängig von der Intensität des Einsatzes – etwa neun Prozent der Soldaten, die an einem militärischen Einsatz teilnehmen, erkranken können. Daneben haben große dramatische Ereignisse im zivilen Bereich (z. B. Flugzeugabsturz in Ramstein, Grubenunglück von Borken, Eisenbahnunglück in Eschede) die Bedeutung der psychischen Behandlung von Helfern und Überlebenden aufgezeigt. Die Konfrontation mit grausamen Bildern und Situationen, die außerhalb des Vorstellungsvermögens von Menschen liegen, gehört weltweit zum Tagesgeschehen.

Besonders betroffen sind neben militärischen Einsatzkräften Polizisten, Angehörige von Katastrophen- und Rettungsdiensten, aber auch Intensivpflegekräfte (vgl. Abbildung 1). Nicht vernachlässigt werden dürfen die Zahl an Opfern häuslicher und körperlicher Gewalt, aber auch die Betroffenen jeglicher Form von Gewaltherrschaft.

Wichtig: Für Einsatzkräfte müssen Strategien im Umgang mit Stress, seine Prävention, aber auch die Behandlung möglicher Folgen unabdingbarer Teil aller Einsatzkonzepte sein.

Dieses Handbuch beschreibt die Entstehung von Stress und Trauma, die Erkennung von PTBS und deren Behandlung. Anhand von Fallbeispielen werden Symptome erläutert und Behandlungsmöglichkeiten aufgezeigt. Mit einem Fragebogen kann eine erste Erfassung von Reaktionen nach Belastungen erfolgen und darüber Aufschluss geben, ob weitere Maßnahmen notwendig sind.

Abbildung 1: PTBS bei ausgewählten Berufsgruppen (nach Teegen)[2]

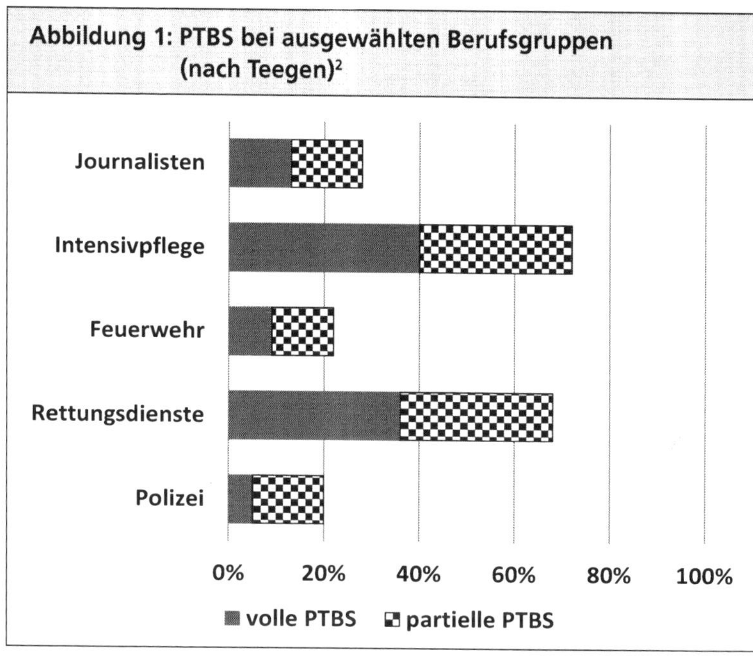

Volkswirtschaftliche Dimension psychischer Erkrankungen

Psychische Erkrankungen verursachen hohe Kosten – das verdeutlichen besonders die Statistiken der Kranken- und Rentenversicherungen, in denen psychische Erkrankungen inzwischen einen hohen Stellenwert einnehmen. Gleiches spiegelt sich in den hohen Ausfallzeiten, bedingt durch Arbeitsunfähigkeit, wider: Seit 1997 haben sich unter anderem die Fehltage aufgrund psychischer Erkrankungen verdoppelt; ihr Anteil am Krankenstand betrug im Jahr 2010 12,1 Prozent. Zusätzlich zeigt sich dies in der zunehmenden Zahl der Neubewilligung von Erwerbsunfähigkeitsrenten.

Aktuell sind psychische Erkrankungen mit etwa zehn Prozent (1976: zwei Prozent) die viertwichtigste Krankheitsgruppe (Zuwachs 2009 zu 2010: ca. 13 Prozent). Dieser klar erkennbare Trend wird absehbar

---

[2] Teegen, F.: Posttraumatische Belastungsstörungen bei gefährdeten Berufsgruppen: Prävalenz, Prävention, Behandlung. Huber Verlag, Bern 2003

dazu führen, dass der Anteil an psychischen Erkrankungen und somit ihre Bedeutung an künftigen Gesundheits-, Renten- und Sozialkosten noch deutlich weiter ansteigen wird.[3]

Früherkennung vermeidet Folgekosten

Das Beispiel PTBS zeigt nur eine Facette einer psychischen Störung. Die Lebenszeitprävalenz für PTBS wird in der Bevölkerung mit fünf bis neun Prozent angenommen und hat damit die Dimension einer Volkskrankheit. Ein frühzeitiger Behandlungsbeginn reduziert die Gefahr einer Chronifizierung einer PTBS. Unbehandelte Patienten mit PTBS nach Unfällen haben beispielsweise längere Aufenthaltsdauern in Krankenhäusern. Eine frühzeitige Intervention nach dem Erkennen einer psychischen Erkrankung wirkt diesem Trend entgegen und kann so einen deutlichen Beitrag bei der Verminderung von Krankheits- und Folgekosten leisten.

Dieser Umstand ist verbunden mit einer umfangreichen Aufklärung und der besseren Kenntnis der verschiedenen psychischen Krankheitsbilder, einer inzwischen niedrigeren Hemmschwelle der Betroffenen, sich zu diesen Krankheiten zu bekennen, einer besseren gesamtgesellschaftlichen Akzeptanz und eines deutlichen Ansteigens der anerkannten Fälle von PTBS, nicht nur bei der Bundeswehr.

Gleichwohl wird sich dieser Trend künftig aber auch deswegen weiter verstärken, da bei der zu erwartenden weiteren Anerkennung des Krankheitsbildes in der Öffentlichkeit die bisher hohe Dunkelziffer derjenigen, die sich aus Scham und Angst vor einer Stigmatisierung nicht zu ihrer Erkrankung bekannt haben, diese jetzt öffentlich eingestehen. Insgesamt ist davon auszugehen, dass die Zahl der tatsächlich Erkrankten somit deutlich höher liegt, künftig weitere Kosten im Gesundheitssystem entstehen und dies zu einer bisher noch nicht überschaubaren finanziellen Belastung führt, für die erkennbar keine Vorsorge getroffen wurde.

Entgeltfortzahlungen, die von den öffentlichen und privaten Arbeitgebern aufgrund rechtlicher Verpflichtungen bei Arbeitsunfähigkeit gezahlt werden, spiegeln die wirtschaftliche und soziale Situation eines Staates wider. In der Bundesrepublik Deutschland werden erhebliche finanzielle Mittel für die Wiederherstellung der Gesundheit

---

3 Pressemitteilungen der DAK-Ersatzkrankenkasse: http://www.krankenkassensuche.de/krankenkassen/pressemitteilungen/122/55/859 (Abruf am 05.04.2011)

und die Milderung von Krankheitsfolgen eingesetzt. Im Jahr 2006 wurden im Gesundheitswesen Kosten von 236 Milliarden Euro aufgewendet. Der Arbeitsausfall wurde dabei auf rund vier Millionen verlorener Erwerbstätigkeitsjahre geschätzt.

Der Krankenstand in Deutschland betrug im Jahr 2012 im Durchschnitt 3,6 Prozent, das heißt im Jahresdurchschnitt waren 3,6 Prozent der in den gesetzlichen Krankenkassen Pflichtversicherten arbeitsunfähig gemeldet. Seit einigen Jahren ist der Krankenstand – im historischen Vergleich betrachtet – auf einem äußerst niedrigen Niveau und hat in den vergangenen 35 Jahren kontinuierlich abgenommen.

Während der Krankenstand in der Bundesrepublik Deutschland und somit auch die Entgeltfortzahlungen in den Jahren 2002 bis 2006 noch stark rückläufig waren, stiegen die Zahlen der Arbeitnehmer im Krankenstand und die damit einhergehenden Kosten für die Entgeltfortzahlung seit dem Jahr 2007 wieder an. Bezogen auf einzelne Krankheitsbilder lagen im Jahr 2008 psychische und Verhaltensstörungen mit Krankheitskosten von insgesamt rund 28,7 Milliarden Euro (11,3 Prozent) auf Rang drei und mit 16,1 Prozent der verlorenen Erwerbstätigkeitsjahre an zweiter Stelle der jeweiligen Statistik.

Psychische und Verhaltensstörungen haben damit gegenüber 2002 (13,7 Prozent) deutlich an Relevanz gewonnen. Während andere Erkrankungsarten in den letzten zehn Jahren stetig abgenommen haben, erfolgte bei den Fehlzeiten aufgrund psychischer Erkrankungen seit 1995 ein Anstieg um 80 Prozent. Im Vergleich zu anderen Erkrankungen sind psychische Erkrankungen häufig mit langen Ausfallzeiten verbunden. Durchschnittlich fehlt ein Arbeitnehmer aufgrund einer Erkrankung der Atemwege 6,4 Tage, bei einer psychischen Erkrankung 28 Tage. Auf die gesamten medizinischen Kosten bezogen ist die PTBS die teuerste Angsterkrankung.

Im Jahr 2009 hatte die Deutsche Rentenversicherung über 171.000 Zugänge an Renten wegen verminderter Erwerbsfähigkeit zu verzeichnen. Davon ging mit über 64.000 Rentenneuzugängen fast ein Drittel zulasten psychischer Störungen als Erstdiagnose. Mit einem Anteil von etwa 38 Prozent bei Frauen und 28 Prozent bei Männern stellen psychische Störungen inzwischen die häufigste Ursache für Berentungen wegen verminderter Erwerbsfähigkeit bei beiden Geschlechtern dar.[4]

---

4 Statistisches Bundesamt (Hrsg.): Datenreport 2012

2

Fürsorgepflicht des Staates

Das deutsche Sozialsystem ist darauf ausgelegt, den Lebensunterhalt durch eigene Arbeit zu bestreiten. Darüber hinaus hat es das Ziel, den Bürgern ein menschenwürdiges Dasein zu sichern und sie vor allem dort zu unterstützen, wo sie dies durch eigene Arbeit nicht selbst gewährleisten können. Diese soziale Absicherung genießt jeder Bürger ohne Berücksichtigung der Ursache für seine Hilfsbedürftigkeit.

Parallel gesteht das Grundgesetz der Bundesrepublik Deutschland jedem Bürger das Recht auf körperliche Unversehrtheit zu. Das Handeln im staatlichen Auftrag, zum Beispiel als Angehörige von Pflege- und Rettungsdiensten, aber auch der Polizei und Bundeswehr, kann Personen mit traumatischen Situationen konfrontieren, die bei diesen zeitlich begrenzte oder dauerhafte psychische Schädigungen hervorrufen können. Setzt der Staat Menschen bewusst in Situationen ein, bei denen es zu Schäden an Leib und Leben kommen kann, ist er auch verpflichtet, für die Folgen einzustehen.

Nicht alle Menschen sind in der Lage, die Risiken gegen existenzbedrohende Einschnitte in das Leben, z. B. Arbeits- oder Erwerbslosigkeit, aber auch Pflegebedürftigkeit, selbst abzusichern und entsprechende Rücklagen zu bilden. Deshalb ist die Absicherung dieser existenzbedrohenden Risiken eine gesamtgesellschaftliche Aufgabe.

Die Basis für die staatlichen Regelungen bildet das Grundgesetz (GG) in folgenden Artikeln:

- Art. 1 Abs. 1: „Die Würde des Menschen ist unantastbar."
- Art. 2 Abs. 2: „Jeder hat das Recht auf Leben und körperliche Unversehrtheit."[5]
- Art. 20 Abs. 1: „Die Bundesrepublik Deutschland ist ein demokratischer und sozialer Bundesstaat."

Auf dieser Grundlage sind die sozialen Rechte der Bundesbürger im Sozialgesetzbuch festgehalten. Ziel der Sozialgesetzgebung in Deutschland ist es, allen Bürgern ein menschenwürdiges Dasein zu sichern. Somit hat sich die Soziale Marktwirtschaft, als Wirtschaftsordnung in Deutschland, am Wohle des Menschen zu orientieren. In

[5] Grundgesetz für die Bundesrepublik Deutschland vom 23. Mai 1949, Artikel 2 Abs. 2 Satz 3 lautet: „In diese Rechte darf nur aufgrund eines Gesetzes eingegriffen werden."

seiner engeren Begriffsdefinition umfasst das System der sozialen Sicherung „die Summe aller Einrichtungen und Maßnahmen, die das Ziel haben, die Bürger gegen die Risiken zu schützen, die verbunden sind mit dem vorübergehenden oder andauernden, durch Krankheit, Unfall, Alter oder Arbeitslosigkeit bedingten Verlust von Arbeitseinkommen, mit dem Tod des Ernährers (Ehepartner oder Eltern) und mit den unplanmäßigen Ausgaben im Falle von Krankheit, Mutterschaft, Unfall oder Tod."[6]

Die fünf Säulen der sozialen Sicherung

Unter dem System der sozialen Sicherung werden die Bausteine verstanden, die unter dem Begriff Sozialversicherung zusammengefasst sind. Das deutsche Sozialversicherungssystem besteht im engeren Sinne aus den fünf Säulen:

- Arbeitslosenversicherung
- Rentenversicherung
- Krankenversicherung
- Unfallversicherung
- Pflegeversicherung

Darüber hinaus zählen zu diesem System die Kriegsopferversorgung, die Sozialhilfe und weitere Sozialleistungen z. B. in Form von Ausbildungsfördermaßnahmen und Unterstützungsleistungen in der Familienpolitik.[7]

Diese Leistungen sollen gewährleisten, dass in einer lebenswerten Gesellschaft alle am gesellschaftlichen und politischen Leben teilhaben können und Menschen füreinander einstehen. Dabei sind die Bekämpfung von Armut und sozialer Ausgrenzung eines der vorrangigen Ziele der Bemühungen und eine ständige gesellschaftliche Aufgabe. Soziale Sicherung im weiteren Sinne bedeutet auch, dem Einzelnen in Notlagen zu helfen, wenn er aus eigener Kraft nicht mehr dazu in der Lage ist, und darüber hinaus durch langfristig angelegte Maßnahmen weiteren Notlagen vorzubeugen.[8]

---

6 Althammer, J./Lambert, H.: Lehrbuch der Sozialpolitik. Springer Verlag, Berlin, 2004, S. 235 ff.

7 Vgl. Deutsche Sozialversicherung: Sparten der Sozialversicherung, 2010

8 Vgl. Bundesministerium für Arbeit und Soziales: Soziale Sicherung, 2010

Wichtig: Die Sicherung des Sozialstaatspostulats ist durch die Sozialversicherung, Sozialversorgung und die Sozialhilfe gewährleistet. Das Kernstück bilden hierfür die zwölf Bücher des Sozialgesetzbuchs.

Anspruch auf soziale Entschädigung

Soziale Entschädigung in Deutschland beinhaltet, dass Personen, die einen gesundheitlichen Schaden erleiden, für dessen Folgen die Gemeinschaft in besonderer Weise einzustehen hat, Anspruch auf Versorgung im Rahmen des sozialen Entschädigungsrechts haben. Dieses Leistungssystem hat seinen Ursprung in der Kriegsopferversorgung, das die Versorgung derjenigen regelt, die durch Kriegseinwirkungen eine gesundheitliche Schädigung erlitten haben oder deren Angehörige verstorben oder verschollen sind.

Die Leistungen der sozialen Entschädigung richten sich nach dem Gesetz über die Versorgung der Opfer des Krieges (Bundesversorgungsgesetz – BVG), das ursprünglich für die Kriegsbeschädigten und Kriegshinterbliebenen des Zweiten Weltkrieges geschaffen wurde. Die Versorgung orientiert sich an Umfang und Schwere der Schädigungsfolgen sowie dem jeweiligen Bedarf, der sich ggf. auch aus mehreren Einzelleistungen zusammensetzt.[9]

In diesem Kontext ist die Verantwortung des Staates oder staatlicher Institutionen zu sehen, die Menschen mit hoheitlichen Aufgaben betrauen, in deren Folge Schädigungen an Leib und Leben eintreten können. Hierunter sind auch die Einsätze zu subsumieren, bei denen z. B. Pflege- und Rettungsdienste, Polizei und Bundeswehr in Ausübung staatlicher Aufgaben mit traumatischen Ereignissen konfrontiert werden, die eine psychische Erkrankung bei den Betroffenen nach sich ziehen.

---

9 Vgl. Bundesministerium für Arbeit und Soziales: Soziale Entschädigung, 2010: „In Nebengesetzen haben auch Gewaltopfer (Verbrechensopferentschädigung, OEG), Wehrdienstbeschädigte, Zivildienstbeschädigte, Opfer staatlichen Unrechts in der DDR (SED-Unrechtsentschädigungsgesetz) und Impfgeschädigte (Impfgeschädigtenversorgung, ImpfG) sowie deren Hinterbliebene Ansprüche auf Entschädigung. Zur Versorgung gehören u. a. Sach- und Geldleistungen (Renten oder Heil- und Krankenhausbehandlungen, Maßnahmen zur medizinischen Rehabilitation). Rentenleistungen an Geschädigte und Hinterbliebene, die zum Ausgleich schädigungsbedingter Mehraufwendungen dienen oder ggf. vorrangig ideellen Charakter haben, werden ohne Berücksichtigung des eigenen Einkommens gezahlt. Die Höhe anderer Leistungen, sofern diese nicht ausschließlich mit der Schädigung im Zusammenhang stehen, hängen hingegen vom Einkommen des Berechtigten ab."

Zu dieser staatlichen Aufgabe gehört es darüber hinaus, sich um Menschen, die im Einsatz Schädigungen – auch in Form von psychischen Beeinträchtigungen – erlitten haben, angemessen zu kümmern. Dies führt u. a. § 31 des Gesetzes über die Rechtsstellung der Soldaten (Soldatengesetz – SG) aus:

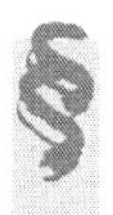

§ 31 SG[10]

Der Bund hat im Rahmen des Dienst- und Treueverhältnisses für das Wohl des Berufssoldaten und des Soldaten auf Zeit sowie ihrer Familien, auch für die Zeit nach Beendigung des Dienstverhältnisses, zu sorgen.

Dennoch stehen die Geschädigten oftmals vor dem Problem, dass ihre berechtigten Forderungen nicht anerkannt werden und unzählige Hürden bis zu einer Entschädigung überwunden werden müssen. Das US-Verteidigungsministerium hat demgegenüber eine neue Verordnung auf den Weg gebracht, die den Betroffenen die Anerkennung einer PTBS erleichtern soll. Danach müssen die Betroffenen nicht mehr beweisen, dass ihre PTBS durch feindliche, militärische oder terroristische Aktivitäten hervorgerufen wurde. Künftig reicht die Bestätigung eines Psychiaters oder Psychologen aus, dass der Hauptgrund der Erkrankung durch feindliche militärische oder terroristische Aktivitäten hervorgerufen wurde. Hierdurch werden Betroffene schneller und unbürokratischer Hilfe erhalten können.[11]

Wachsende Kosten für Entschädigung

Die aktuell und zukünftig aufzuwendenden Kosten müssen beachtet werden. Im Jahr 2009 erhielten etwa 390.000 Versorgungsberechtigte (Beschädigte, Witwen/Witwer, Waisen und Eltern) Leistungen nach dem BVG, dabei wurden Zahlungen von rund 2,7 Milliarden Euro geleistet. Die Entschädigungsleistungen, u. a. im Bereich der Kriegsopferversorgung, sind seit Jahren rückläufig. Der Anteil dieser Leistungen am Sozialbudget beträgt mittlerweile nur noch einen halben Prozentpunkt, während es im Jahr 1960 noch 12,5 Prozent waren.[12]

Aus US-amerikanischen und kanadischen wissenschaftlichen Studien kann man jedoch ableiten, was auf unsere Gesellschaft zukommen wird. Eine Untersuchung an fast 300.000 US-amerikanischen Armee-

---

[10] Gesetz über die Rechtsstellung von Soldaten – Soldatengesetz vom 14.01.2001 (BGBl. I S. 232)

[11] Angriff auf die Seele: http://www.angriff-auf-die-seele.de/ptbs/informationen/aktuelles/191-us-regierung-vereinfacht-die-anerkennung-einer-ptbs.html (Abruf am 22.08.2013)

[12] Vgl. Bundesministerium für Arbeit und Soziales: Soziale Entschädigung, 2010

angehörigen, die von 2002 bis 2008 im Irak oder in Afghanistan eingesetzt waren, ergab, dass 21,8 Prozent an einer PTBS, 17,4 Prozent an einer Depression und 36,9 Prozent an einer anderen psychischen Erkrankung litten. Darüber hinaus wiesen Soldaten im Alter von ca. 25 Jahren und mit Kampferfahrung die höchsten Raten an PTBS, Drogen- oder Alkoholmissbrauch auf.[13] In den USA erhielten 544.455 amerikanische Veteranen im August 2012 Entschädigungszahlungen für erlittene PTBS-Beeinträchtigungen.[14]

Am Beispiel PTBS wird deutlich, mit welchen Zahlen an Betroffenen allein im Bereich PTBS bei Soldaten gerechnet werden muss. Daneben müssen jedoch auch diejenigen betrachtet werden, die vergleichbare Schädigungen im zivilen staatlichen Einsatz erleiden. Die Ausgaben für Leistungen auf dem Gebiet der sozialen Entschädigung in Deutschland werden zukünftig weiter ansteigen.

Dunkelziffer

Bei Soldaten und anderen klassischen Männerberufen steht der Typus des keine Schwäche zeigenden harten Mannes im Vordergrund. Viele gestehen sich daher nicht ein, an einer psychischen Verletzung oder Verwundung zu leiden.

Aktuell erleiden etwa drei Prozent der in Afghanistan eingesetzten Soldaten eine PTBS. Gleichwohl warnt der Wehrbeauftragte des Deutschen Bundestags davor, diese Zahlen als allein verlässliche Grundlage anzusehen. Er weist darauf hin, dass Expertenschätzungen zufolge die Dunkelziffer der an PTBS erkrankten Soldaten etwa viermal höher ist, und führt weiter aus, dass Wehrpsychologen vermuten, dass sich viele Soldaten nach wie vor stigmatisiert fühlen, wenn sie sich psychologisch behandeln lassen. Während Soldaten bei physischen Verletzungen selten mit Laufbahnbenachteiligungen rechnen, befürchten viele einen Karriereknick, wenn sie ihren Vorgesetzten psychische Probleme eingestehen. Sie behalten deshalb ihre Ängste und Beschwerden oft lieber für sich.[15]

---

13 Lukowski, T.: Psychische Erkrankungen Armeeangehöriger. Was auf unsere Gesellschaft zukommen wird. DNP – Der Neurologe & Psychiater, Springer Medizin, 2/2010, S. 22–25

14 United States Department of Veterans Affairs, VA Benefits & Health Care Utilization, Updated 11.08.2012

15 Deutscher Bundestag, 16. Wahlperiode, Bundestags-Drucksache 16/8200, 04.03.2008. Unterrichtung durch den Wehrbeauftragten des Deutschen Bundestages, Jahresbericht 2007 (49. Bericht)

Im Jahr 2006 hatte die Bundesregierung die Absicht bekundet, zu prüfen, ob eine Studie in Auftrag gegeben wird, um Erkenntnisse zur Dunkelziffer der von posttraumatischen Belastungsstörungen betroffenen Soldaten, die sich nicht zur medizinischen Betreuung melden, zu gewinnen.[16]

Die Studie wurde im Jahr 2010 vom Sanitätsdienst der Bundeswehr an die TU Dresden in Auftrag gegeben.

Erste Ergebnisse wurden im Deutschen Ärzteblatt im September 2012 unter dem Titel „Traumatische Ereignisse und posttraumatische Belastungsstörungen bei im Ausland eingesetzten Soldaten" veröffentlicht:

- Bei 2,9 Prozent der Einsatzrückkehrer wurde eine PTBS festgestellt.
- Jeder zweite PTBS-Fall bleibt unerkannt und unbehandelt, die sogenannte Dunkelziffer liegt bei 45 Prozent.
- Der Auslandseinsatz erhöht das Risiko um bis zum Vierfachen, an einer PTBS zu erkranken.
- Zusätzlich erfüllten weitere 1,7 Prozent der Soldaten vor dem Einsatz die Kriterien einer PTBS, aber nicht in den zwölf Monaten nach dem Einsatz. Dies ist möglicherweise eine weitere Hochrisikogruppe, die durch die bisherigen Auswahlverfahren vor dem Einsatz nicht erfasst wird.
- Die Gesamtzahl PTBS-Erkrankter der Bundeswehr seit Beginn der deutschen Auslandseinsätze geht – konservativ geschätzt – in die Tausende.
- Es wird ein mehrfach höheres Risiko (als PTBS) für einsatzbedingte andere Formen psychischer Störungen, z. B. Depressionen oder Schlafstörungen festgestellt.
- PTBS stellt nur die Spitze des Eisbergs einsatzbedingter psychischer Störungen dar.
- Die durch die Bundeswehr veröffentlichten Daten zu PTBS-Erkrankungen sind defizitär und widersprüchlich. Eine Untersuchung der Datenlage zur Abschätzung des wahren Ausmaßes an PTBS ist dringend erforderlich.
- Es ist ein zusätzlicher Bedarf an Diagnostik, Beratung oder Therapie vorhanden.

[16] Deutscher Bundestag, 16. Wahlperiode, Bundestags-Drucksache 16/3970, 27.12.2006. Posttraumatische Belastungsstörungen von Soldatinnen und Soldaten (Nachfrage zu Bundestagsdrucksache 16/2587)

2

In den amerikanischen Streitkräften scheint das Thema Stigmatisierung auch latent vorhanden zu sein. Erkenntnisse des US Departements of Defense zeigen, dass circa 60 Prozent der PTBS-Opfer keine professionelle Hilfe aufsuchen, weil sie Angst vor negativen Auswirkungen auf ihren Dienst haben. Auch die im New England Journal of Medicine veröffentlichten Daten zeigen, dass nur 23 bis 40 Prozent der PTBS-Betroffenen nach Hilfe suchen, da in ihrem militärischen Umfeld das Auftreten psychischer Probleme verneint oder nicht akzeptiert wird.[17]

Suizid

Neben der oben beschriebenen Dunkelziffer gibt es einen weiteren Bereich, an dem sich das gesamte Ausmaß der Folgen von Einsätzen deutlich machen lässt: die hohe Selbsttötungsrate. Im Jahr 2012 haben sich mehr Soldaten der USA suizidiert, als im Afghanistaneinsatz gefallen sind. Nach offiziellen Angaben haben sich 349 Soldaten im Jahr 2012 das Leben genommen, das ist praktisch ein Selbstmord pro Tag. Zwischen 2001 und 2012 sind 6.436 amerikanische Soldaten im Irak und in Afghanistan gefallen. Im selben Zeitraum haben 2.676 Soldaten den Freitod gewählt. In einer Vielzahl an Programmen versuchen die amerikanischen Streitkräfte, dem Problem der steigenden Suizidzahlen mit zahlreichen Hilfs- und Betreuungsangeboten entgegenzuwirken. Die unmittelbaren Erlebnisse im Einsatz treiben die Soldaten vermutlich nicht in den Selbstmord, da nur elf Prozent der Suizide bzw. fünf Prozent der Suizidversuche in den Einsatzgebieten verübt wurden. Aber nicht nur die aktiven Soldaten muss man bei diesen erschreckenden Zahlen im Auge behalten. Es ist auch wichtig, sich um die Veteranen zu kümmern. Im Jahr 2009 schätzte das amerikanische Veteranenministerium, dass circa 6.400 Veteranen pro Jahr Selbstmord begehen würden – dies sind 18 Suizide pro Tag, oder alle 80 Minuten einer.[18]

Für den Bereich der Bundeswehr wurden bisher keine Zahlen bzw. Statistiken zu diesem Themenbereich veröffentlicht.

---

[17] House of Commons – Defence Committee, Medical care for the armed forces, Seventh Report of Session 2007–08, 18th February 2008

[18] Loyal, Magazin für Sicherheitspolitik, Heft 10/ 2012, S. 17

Vom Stress zum Trauma: Stressmodelle

3

3

Was ist Stress?

Die Entstehung des Begriffs Stress lässt sich nicht mehr eindeutig zuordnen, seine Bedeutung hat sich im Laufe der Zeit aber gewandelt. So wurden im 17. Jahrhundert in der amerikanischen Umgangssprache negative Gefühlszustände wie Leid, Missgeschick oder Bedrängnis mit Stress umschrieben. Im 18. Jahrhundert hatte Stress eher die Bedeutung von Anspannung, Anstrengung oder Druck. In der englischen Sprache kommt „Stress" aus dem Arbeitsbereich Materialprüfung und bezeichnet die Anspannung und Verzerrung von Metallen oder Glas.[19] Im medizinischen Bereich wurde man erst in den 1930er-Jahren auf das Phänomen „Stress" aufmerksam: 1936 veröffentlichte Hans Selye, Assistenzprofessor an der englischen Universität von Montreal, Kanada seinen ersten Artikel über die Forschungsergebnisse zum Bereich Stress.

Heute gehört der Begriff „Stress" zum täglichen Sprachgebrauch und wird in den meisten Fällen mit einer starken Anspannung oder subjektiv empfundenen Überlastung verbunden und ist überwiegend negativ belegt. So werden in allen Lebensbereichen Situationen als „stressig" bewertet, z. B. Stress in der Schule, im Beruf oder auch in der Ausbildung. Selbst in die Freizeit hat Stress Einzug gehalten, denn mehrere dicht gestaffelte private Termine oder auch der Besuch von Familie und Verwandtschaft in Verbindung mit Feiertagen werden sehr häufig als stressig bezeichnet. Der Mensch reagiert auf verschiedenen Ebenen auf Stress.

Unter Stress versteht man den Zustand eines Organismus, in dem sein allgemeines Wohlbefinden bedroht ist und keine Reaktionen zur Verfügung stehen, um diese Bedrohung zu mindern. Ob eine Situation als Stress erlebt wird, hängt von der Bewertung der Situation als Bedrohung, von der sekundären Bewertung sowie von den zur Verfügung stehenden Bewältigungsmechanismen ab. Zentrales Element ist folglich die subjektive Bewertung der Situation. Die Betroffenen sehen sich in diesen Situationen nicht in der Lage, die entsprechende Situation zu beeinflussen oder durch ihre Ressourcen bewältigen zu können.

---

19 Juli, D./Engelbrecht-Greve, M.: Streßverhalten ändern lernen. Reinbeck bei Hamburg 1992, S. 22

Stressreaktionen

Die körperlichen Reaktionen auf Stress spiegeln sich in vielen Redewendungen wider: „Ärger schlägt uns auf den Magen" oder „wir erstarren vor Schreck" und „Probleme nehmen wir uns zu Herzen". Tatsächlich kommt es während einer Stresssituation im sogenannten vegetativen Nervensystem zur Ausschüttung verschiedener Hormone (ACTH, Cortisol, Noradrenalin). Stress bedeutet somit, den Körper auf eine Kampf-Flucht-Reaktion vorzubereiten, die in der Gegenwart jedoch häufig nicht mehr notwendig ist. Die Stressmechanismen haben sich an das heutige Leben nicht adaptiert, so dass Stress gerade nicht durch Kampf oder Flucht abgebaut werden kann. Vielmehr treten körperliche Symptome wie Steigerung der Herz- und Atemfrequenz, Schweißausbruch, Anstieg des Blutdrucks, stärkere Durchblutung der Muskulatur usw. auf. Ein Abreagieren von Stress in Form körperlicher Aktivitäten ist in der Gegenwart nicht mehr möglich.

Das sympathische Nervensystem

Während einer Stressreaktion kommt es zu einer Aktivierung des sympathischen Nervensystems. Diese dient der schnellen Bereitstellung von Energie mit dem Ziel, adäquat und schnell auf Stress reagieren zu können. Es wird auch aufgrund der schnellen Ansprechbarkeit als Notfallreaktion bezeichnet. Die Aktivierung des sympathischen Nervensystems führt zur Ausschüttung von Adrenalin und Noradrenalin aus dem Nebennierenmark sowie über die Aktivierung entsprechender Strukturen auch im zentralen Nervensystem. Daraus resultiert letztendlich eine Steigerung der Durchblutung mit dem Ziel, wichtige Organe wie Herz, Muskeln und Gehirn besser mit Sauerstoff und Energie zu versorgen. Als Folge steigen Blutdruck sowie Herz- und Atemfrequenz und es kommt zum Schwitzen.

Die Hypothalamus-Hypophysen-Nebennierenrinden-Achse (HHN-Achse, HHNA)

Das System der sogenannten HHN-Achse reagiert im Vergleich zum sympathischen Nervensystem langsamer auf Stress. Letztendlich kommt es durch die Aktivierung verschiedener Hormone und Neuropeptide zum Ausschütten von Cortisol aus der Nebennierenrinde. Die Aktivierung der HHN-Achse stellt ein komplexes System dar und wird von verschiedenen Faktoren wie Alter, Tageszeit, Nikotin oder

Koffein beeinflusst. Auch das Geschlecht spielt eine Rolle: Untersuchungen ergaben, dass Männer schneller reagieren als Frauen.[20]

Die körperlichen Reaktionen auf Stress stellen somit ein komplexes System von Reaktionen dar, deren Abstimmung eine entscheidende Voraussetzung für eine optimale Funktion ist. Kommt es zu Störungen in diesem System, kann die Folge eine inadäquate Stressreaktion oder die Unfähigkeit sein, die Stressantwort zu beenden, was zu Veränderungen in der Cortisol-Konzentration führt.

Die psychischen Stressreaktionen hängen von der Wahrnehmung und Bewertung der entsprechenden Situationen ab. In diesem Zusammenhang spielen auch umwelt- und personenbezogene Faktoren eine entscheidende Rolle. Es sind Reaktionen im Bereich der Denk- und Wahrnehmungsprozesse sowie im Bereich der Gefühle und Befindlichkeiten zu finden. Ein Stressor löst auf diesen verschiedenen Ebenen eine Reaktion aus, wobei sich die unterschiedlichen Bereiche gegenseitig beeinflussen, das heißt sich verstärken oder reduzieren.

Beispiele für typische Stressmerkmale

Auf körperlicher Ebene	Auf gedanklicher Ebene	Auf emotionaler Ebene	Auf muskulärer Ebene
Mundtrockenheit	Leere im Kopf	Schreck	Starre Mimik
Weiche Knie	Denkblockaden	Panik	Zähneknirschen
„Kloß-im-Hals"-Gefühl	Gedankenkreisen	Ärger	Spannungskopfschmerz
Flaues Gefühl im Magen	Konzentrationsstörungen	Angst	Rückenschmerzen
Engegefühl in der Brust	Gedächtnis- und Lernstörungen	Unsicherheit	Allgemeine Verspannung
Herzrasen, Herzklopfen	Alpträume	Nervosität	Muskelzuckungen, Tics
Hoher Blutdruck	Rigides Denken	Gereiztheit	Fußwippen
Steigende Atemfrequenz	Veränderte Wahrnehmung	Depression	Nervöse Gestik
Schwitzen	Tagträume	Apathie	Leichte Ermüdbarkeit

20 Kudielka, B. M./Kirschbaum, C.: Sex differences in HPA axis responses to stress: a review. Biol. Psychol. 69, 2005, S. 113–132 Elsevier GmbH

Stressindizierende Situationen (Stressoren)

Die meisten Situationen werden von Individuen gut bewältigt und nicht als Stress wahrgenommen. Somit kommt es auch nicht immer zu Stressreaktionen. Jedoch begünstigen bestimmte Faktoren eine Stressreaktion.

Die Neuheit einer Situation kann Stress auslösen, aber auch unvorhersehbare Situationen können zu einer Stressreaktion führen. Ein weiterer Faktor ist die persönliche Involviertheit (eingebunden sein).[21]

Der Mensch ist bestrebt, sein soziales Selbst, das heißt was seine Stellung und Wertschätzung in der Gesellschaft definiert, zu erhalten. Dieses soziale Selbst wird von Eigenschaften und Fähigkeiten geprägt, die dem einzelnen Individuum durch die Bewertung anderer zugeschrieben werden. Eine positive Bewertung ist folglich mit Wertschätzung und sozialem Status verbunden, wohingegen eine negative Bewertung mit einer Reduzierung dieser Aspekte einhergeht. Der Erhalt dieses sozialen Selbst hat somit eine große Bedeutung für das einzelne Individuum und ist vergleichbar mit dem Erhalt der körperlichen Unversehrtheit. Somit werden Situationen, in denen sich der Einzelne mit seinen Fähigkeiten und Eigenschaften darstellen muss und von anderen bewertet wird, als Bedrohung des sozialen Selbst erlebt. Folglich kann es zu einer Aktivierung der HHN-Achse als adaptive Reaktion kommen.

Darüber hinaus spielt die Unkontrollierbarkeit einer Situation eine große Rolle. Als besonders bedrohlich werden Situationen erlebt, in denen das Verhalten des Individuums keinen Einfluss auf den Verlauf oder den Ausgang einer Situation hat. Hier nimmt die Aktivierung der HHN-Achse zu.[22]

---

21 Mason, J. W.: A review of psychoendocrine research on the pituitary-adrenal cortical system. Psychosom. Med. 30, 1968, Suppl-607

22 Dickerson, S. S./Kemeny, M. E.: Acute stressors and cortisol responses: a theoretical integration and synthesis of laboratory research. Psychol. Bull. 130, 2004, S. 355–391

Das Wichtigste in Kürze

Stressoren werden gekennzeichnet durch:

- Neuheit einer Situation
- Persönliche Involvierheit
- Unvorhersehbarkeit der Situation
- Negative Bewertung der Situation
- Keine ausreichenden Bewältigungsmöglichkeiten in der Situation
- Unkontrollierbarkeit der Situation

Situationen, die für die meisten Menschen Stress auslösen, sind u. a. Wettkämpfe, Prüfungen oder die Überforderung im Beruf.

Stresskonzepte

Biologische Modelle

Biologisch orientierte Stresstheorien verdeutlichen anschaulich die biologischen Ursachen von Stress und die mit einer Stressreaktion einhergehenden Mechanismen. Darüber hinaus betonen sie den Nutzen, den diese überlebenswichtigen körperlichen Reaktionen in Gefahrensituationen haben können.

Bei der Auseinandersetzung eines Individuums mit einer akuten Gefahr, z. B. bei der Begegnung mit einem Aggressor oder einer physischen Gefahr wie einem Waldbrand oder einer Überschwemmung, kommt es zu einer erhöhten Handlungsbereitschaft der Muskulatur und des Kreislaufs. Mit der Ausschüttung des Hormons Adrenalin wird eine Erhöhung des Blutdrucks und des Blutzuckers erreicht, um schnell Energie für den Organismus zur Verfügung stellen zu können. Die Nutzung der Kapazität des relativ langsamen Großhirns wird reduziert und mit Vorrang auf die schematischen Entscheidungsmuster des Stammhirns zurückgegriffen. Hierdurch kann das Individuum rascher agieren, da die normalerweise stattfindende Einschätzung und Bewertung des Großhirns in den Hintergrund rücken.

„fight-or-flight"-Reaktion nach Cannon

Im Rahmen biologischer Modelle wird Stress aus physiologischer Sicht betrachtet. Somit liegt der Fokus auf den körperlichen Reaktionen. Das reaktionsorientierte Stresskonzept definiert Stress anhand der körperlichen Stressreaktion. Ein Stressor ist dabei nicht notwendig. Stress ist folglich eine körperliche Stressreaktion eines Organismus. Walter B. Cannon gilt als einer der Pioniere der Stressforschung und war einer der ersten Wissenschaftler (1914), der körperliche und seelische Reaktionen von Lebewesen in Gefahrensituationen untersuchte. Sein Schwerpunkt lag auf der Aktivierung des Sympathikus sowie der damit verbundenen Ausschüttung von Adrenalin und Noradrenalin. Nach Cannon besteht das Ziel der Stressreaktion darin, genügend Energie bereitzustellen, um zu kämpfen oder zu fliehen.

Ausgangspunkt der Forschungen war sein Interesse an den Hintergründen für die große Anzahl an Soldaten, die während des Ersten Weltkriegs traumatische Schocks erlitten hatten. Er stellte auf der Basis von Tierversuchen fest, dass es bei Lebewesen eine schnelle körperliche und seelische Anpassung in Gefahrensituationen gibt, weil das Stammhirn reflexartig auf alles Überraschende und Neue reagiert. In einer Gefahrensituation erkannte Cannon für ein Lebewesen zwei Alternativen: Kämpfen oder Fliehen. Innerhalb eines Bruchteils einer Sekunde muss ein Individuum eine Situation als gefährlich oder ungefährlich bewerten und eine Entscheidung darüber treffen, ob es kämpfen oder fliehen will. Alle notwendigen Organe werden daher für ein schnelles Reagieren in Bereitschaft versetzt. Diese bereitgestellte Energie sichert die Basis zum Überleben. Insgesamt reagiert der Körper blitzartig durch Flucht- oder Angriffsbereitschaft.

Cannon bezeichnete diese Reaktion als „fight-or-flight", die auch in dieser Begrifflichkeit im deutschen Sprachraum verwendet wird. Die fight-or-flight-Reaktion beschreibt dabei die rasche, reflexartige, körperliche und seelische Anpassung von Lebewesen in Gefahrensituationen als Stressreaktion. Jeder Mensch kennt diese reflexartigen Reaktionen, z. B. das Erschrecken, wenn eine Tür plötzlich heftig knallt, so dass der Puls blitzschnell ansteigt, was häufig als Herzklopfen wahrgenommen wird.

3

Generalisiertes Anpassungssyndrom (GAS)/Allgemeines Anpassungssyndrom (AAS) nach Selye

Ein weiterer Vertreter des biologischen Ansatzes ist Hans Selye (1950), der den Fokus nicht auf das sympathische Nervensystem legte, sondern auf die Aktivierung der sogenannten Hypothalamus-Hypophysen-Nebennierenrinden-Achse (HHNA). Der Hypothalamus ist ein Teil des Zwischenhirns und „regiert" durch seine Hormonausschüttung das vegetative Nervensystem. Er ist somit das Verbindungsstück zwischen Körper und den übrigen Strukturen des Gehirns. In seiner unmittelbaren Nähe ist das Limbische System, das die Emotionen steuert. Die Hypophyse oder Hirnanhangsdrüse hängt wiederum wie ein Tropfen unter dem Hypothalamus. Der Hypothalamus stimuliert die Hormonproduktion in der Hypophyse. Die Nebenniere hingegen ist eine paarige Hormondrüse, die sich beim Menschen auf den oberen Polen der beiden Nieren befindet. Sie unterliegen dem hormonellen Regelkreislauf von Hypothalamus und Hypophyse.

Abbildung 2: HHN-Achse[23]

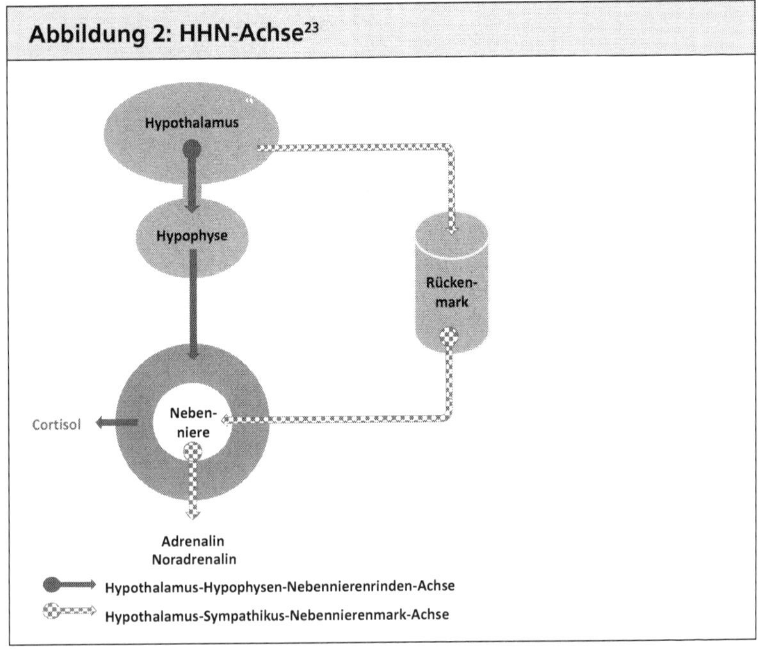

[23] http://de.wikibooks.org/wiki/Adventskalender_2009:_T%C3%BCrchen_18 (Abruf am 20.06.2011)

Das Nebennierenmark ist dem sympathischen Nervensystem zuzuordnen und bildet Adrenalin und Noradrenalin. In der Nebennierenrinde wird u. a. Cortisol gebildet, das den Stoffwechsel beeinflusst und neben den Katecholaminen (Adrenalin, Noradrenalin) ein wichtiges Stresshormon ist. Allerdings wirkt es langsamer als die Katecholamine.

Hans Selye entwickelte das Modell von Cannon weiter und fand im Verlauf seiner Versuche mit Ratten heraus, dass Stress nicht die Reaktion auf irgendeinen toxischen oder sonstigen schädigenden Stoff ist, sondern die Reaktion des Organismus auf jede Beanspruchung. Somit ist die Stressreaktion unspezifisch und unabhängig von der Art des Stressors. Im Organismus läuft immer die gleiche Reaktion ab, egal, welche Art von Stress auf den Organismus einwirkt.

Zu Beginn seiner Forschungen ging Selye davon aus, dass toxische Stoffe Stress hervorrufen. Im Laufe seiner Untersuchungen mit verfeinerten Methoden kam er allerdings zu der Auffassung, dass Hormone wie z. B. Adrenalin immer dann in großen Mengen ausgeschüttet wurden, wenn der Körper einer Belastung ausgesetzt ist. Dabei schien es gleichgültig, ob es sich um angenehme oder unangenehme Erlebnisse handelte, da der biologische Stressmechanismus immer dann abläuft, wenn der Körper gefordert wird. Selye[24] beschrieb den Stressmechanismus mit zwei Extremen: Eustress und Distress. Mit Eustress bezeichnete er den guten, positiven Stress, z. B. das Empfinden großer Freude oder eines angenehmen Erlebnisses. Mit Distress bezeichnete er negativen Stress, der z. B. bei großer Enttäuschung, Unglück oder erlittener Frustration auftritt. Daraus leitete er seine klassische Definition ab: „Stress ist die Antwort des Organismus auf jede Beanspruchung."

Für Selye ergab sich, dass die Reaktionen immer dieselben sind, unabhängig davon, ob es sich bei einer Beanspruchung um eine große Freude, eine Ekstase, einen großen Schaden oder Schmerz handelte. Daraus folgerte er, dass es nicht entscheidend sei, was mit jemandem geschieht, sondern wie er es aufnimmt und wie die Reaktion durch die eigene psychische Einstellung beeinflusst werden kann. Er übertrug seine Ergebnisse auch auf den Menschen und gelangte zu der Auffassung, dass Gemütsregungen die am häufigsten auftretenden, Stress auslösenden Faktoren (Stressoren) sind.

---

[24] Institut für experimentelle Chirurgie und Medizin der Universität Montreal, Kanada, Hans Selye: „Stress ohne Distress", http://www.tm-independent.de/Stress/Vortrag_Selye/hans_selye.html (Abruf am 22.06.2011)

Nach Selye sind für den Verlauf einer Stressreaktion vier Faktoren maßgeblich:

- die Stressoreinwirkung
- der spezifische Effekt
- der innere Bedingungseffekt (Konditionierungsfaktoren)
- die äußeren Bedingungseffekte (von außen konditionierende Einflüsse)

Selye beschrieb seine Theorie als „Generalisiertes Anpassungssyndrom“ (GAS) oder „Allgemeines Anpassungssyndrom“ (AAS) mit den drei Phasen:

- Alarmreaktion
- Widerstandsphase
- Erschöpfungsphase[25]

Die Alarmreaktion ist gekennzeichnet von einer kurzfristigen und reversiblen Organ- und Funktionsveränderung. Die Aktivierung des Sympathikus löst im Nebennierenmark die Ausschüttung von Adrenalin aus, was u. a. zu einer Pupillenerweiterung, einem verminderten Speichelfluss und zu einer Verbesserung der Durchblutung von Muskulatur, Herz und Gehirn führt. Im Anschluss daran gerät der Organismus in eine Widerstandsphase, in der eine Rückkehr zu normalisierten Körperfunktionen stattfindet, kaum Veränderungen der Organe zu erkennen sind und der Organismus somit erfolgreich Widerstand gegen den Stressor leistet.

In der Widerstandsphase erreichen die adaptiven Reaktionen ihren optimalen Wert. Wenn die Stresssituation länger anhält, kommt es zur regulierenden Wirkung des Parasympathikus durch Abschwächung der Dominanz des Sympathikus. Die Herzschlagfrequenz, der Blutdruck sowie die Blutversorgung der Muskulatur sind anhaltend hoch. Die Gedächtnisleistung und die Immunabwehr sind beeinträchtigt, die Resistenz gegenüber neu auftretenden Stressoren ist eingeschränkt.

Kann der Organismus keine Anpassung aufgrund einer über längere Zeit andauernden Einwirkung des schädlichen Reizes aufrechterhalten, tritt die Erschöpfungsphase ein. In dieser Phase geht die adap-

[25] Geldmacher, A.: Vom Stress zum Trauma. VDM Verlag Dr. Müller Saarbrücken 2007, S. 11

tive Kapazität verloren. Infolge fehlender Regenerationsphasen werden ständig Adrenalin, Noradrenalin und Cortisol ausgeschüttet, was Probleme bei der Energiebereitstellung zur Folge hat.

Abbildung 3: Phasenmodell (nach Selye)[26]

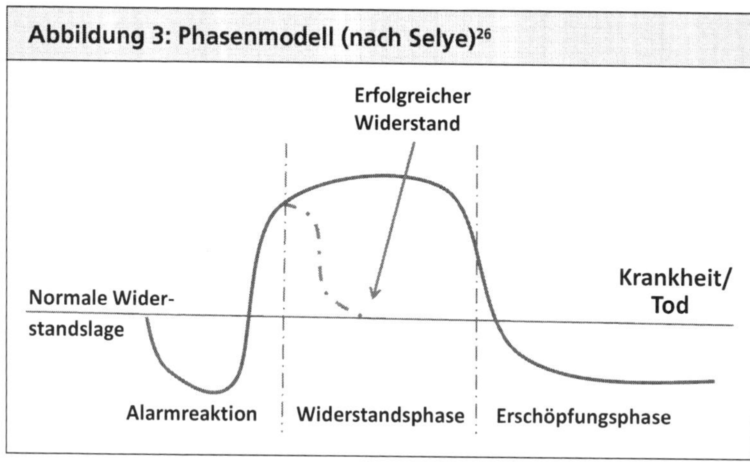

Bei lang andauernder Belastung wird schließlich das Immunsystem heruntergefahren, um zusätzliche Energie zu gewinnen. Das GAS/AAS läuft unabhängig von der Art der Reizung bei jeder intensiven Reizeinwirkung ab.

Nach Selye gibt es zwei Möglichkeiten, dass auf Basis des GAS/AAS Krankheiten entstehen können:

- Schädigung durch mangelnde Adaptation
- Schädigung durch übermäßige Adaptationsreaktionen[27]

Dauerstress führt somit zu körperlichen Schädigungen.[28] Während die Alarmphase durch eine Überaktivierung gekennzeichnet ist, treten in der Widerstandsphase typische psychosomatische Erkrankungen auf. Die Erschöpfungsphase weist u. a. Infektanfälligkeit, frühzeitige Alterung und depressive Zustände auf.

---

26 Vester, E.: Phänomen Stress. Deutscher Taschenbuch Verlag, München 2003, S. 49

27 Vgl. Geldmacher, A., S. 12

28 Vgl. Vester, E., S. 25

Abbildung 4: Wirkung von Stress

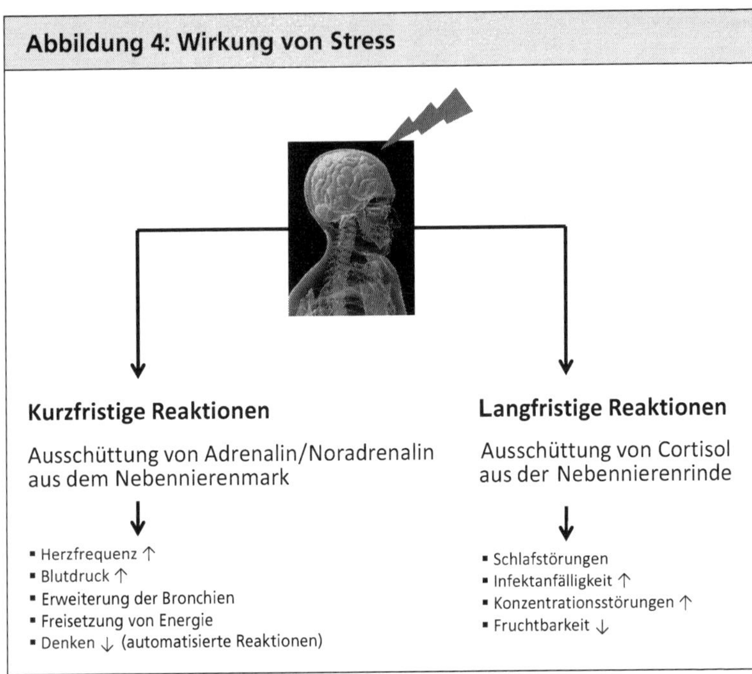

Zusammengefasst heißt dies, dass durch die Wahrnehmung eines Stressreizes über das Gehirn das vegetative Nervensystem und hier vor allem über den Sympathikus die Nebenniere aktiviert wird, Adrenalin und Noradrenalin auszuschütten. Die Hirnanhangsdrüse (Hypophyse) produziert selbst das Hormon ACTH, welches über die Blutbahn ebenfalls zur Nebenniere gelangt und dort zur Freisetzung von Cortisol führt.

In kürzester Zeit werden somit die Voraussetzungen geschaffen, um den Herzschlag zu beschleunigen, die Durchblutung der Muskeln zu verbessern, Zucker und Fettreserven zu mobilisieren, die Geschwindigkeit der Muskelreaktionen zu erhöhen und die Blutgerinnungsfaktoren ansteigen zu lassen. Die in dieser aktuellen Gefahrensituation nicht benötigten Vorgänge im Organismus werden heruntergefahren. Hierzu zählen die Immunabwehr, die Versorgung von Haut und Eingeweiden sowie die Reduzierung der Verdauungs- und Sexualfunktionen.[29]

[29] Vgl. Vester, E., S. 20

3

Körperliche Symptome bei Stress

- Gleichgewichtsstörungen
- Konzentrationsmangel
- Benommenheit
- Schwindel
- Kopfdruck
- Druck- und Engegefühl im Brustkorb
- flache Atmung
- Magendruck
- Übelkeit
- Verdauungsstörungen
- Blähungen
- Durchfall
- innere Unruhe
- Zittern
- gesteigerte Wahrnehmung
- Orientierungslosigkeit
- Sehstörungen
- Ohrensausen
- Mundtrockenheit
- Schwächegefühl
- Herzrasen
- erhöhter Blutdruck
- vermehrtes Schwitzen
- Rückenschmerzen
- Muskelanspannung
- weiche Knie
- unsicheres Bodengefühl

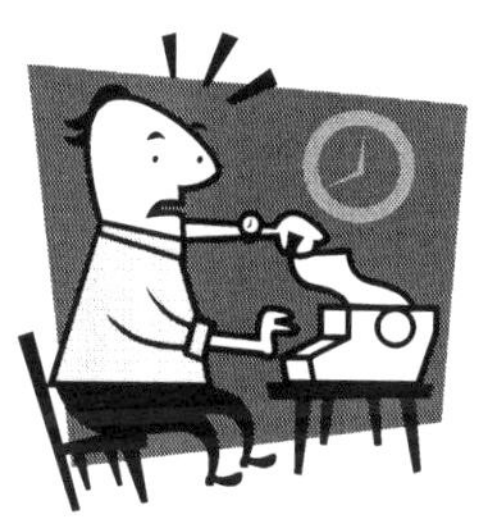

Die Theorie von Selye wurde dahingehend beanstandet, dass Stress mehr sei als ausschließlich reaktions- oder stimulusbedingt. Daher entstanden transaktionale Konzepte, die unter Stress sowohl den Stressor als auch die daraus resultierende Reaktion verstehen und zusätzlich der Beziehung und der Auseinandersetzung des Individuums mit der Umwelt eine große Bedeutung zusprechen.[30]

Psychologische Modelle

Psychologische Stressmodelle betrachten Stress in Abhängigkeit von individuellen und stimulusspezifischen Faktoren. Im Gegensatz zu den biologischen Modellen wird hier Stress unabhängig von physiologischen Reaktionen betrachtet.

[30] Vgl. Geldmacher, A., S. 15

Das transaktionale Stressmodell von Lazarus

3 Richard Lazarus geht in seinem Ansatz davon aus, dass nicht die Beschaffenheit oder Intensität von Reizen für eine Stressreaktion von Bedeutung sind, sondern die individuelle kognitive Verarbeitung des Betroffenen. Stress entsteht weniger durch die Ereignisse selbst als vielmehr dadurch, wie diese bewertet werden. Menschen können auf einen bestimmten Stressor höchst unterschiedlich reagieren. Das bedeutet, was für den einen Betroffenen Stress bedeutet, wird von einem anderen als völlig normale Situation empfunden. Ein Reiz ist

Abbildung 5: Darstellung der Bewertung von Stress (nach Lazarus)[31]

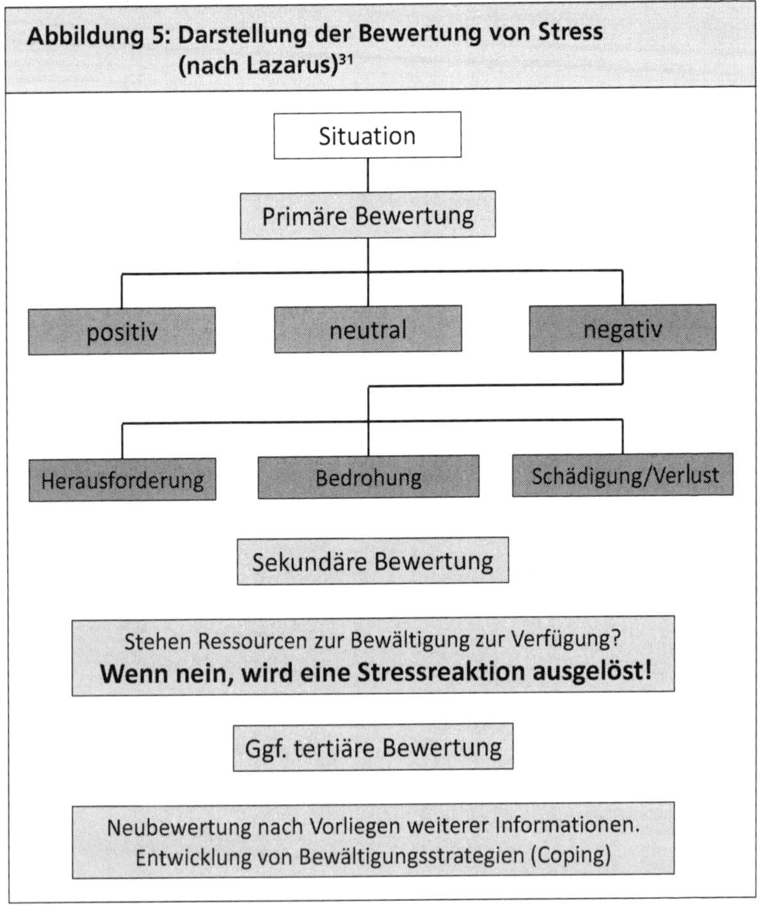

[31] Vgl. Geldmacher, A., S. 16

nicht deshalb Stress auslösend, weil er eine bestimmte Schwelle oder Intensität überschreitet, sondern erst durch die subjektive Bewertung derjenigen, die den Stress erleben. Die aktive Auseinandersetzung des Menschen mit seiner Umwelt spielt hier vermutlich eine zentrale Rolle.[32] Das Modell ist transaktional, da ein Bewertungsprozess über Stressor und Stressreaktion stattfindet.

Wichtig: Jeder Mensch bewertet Situationen und deren Belastung unterschiedlich und damit auch deren mögliche Bedrohlichkeit. Lazarus unterscheidet in seinem Modell dabei drei Stufen, wie Stress in einer Person-Umwelt-Beziehung eingeschätzt werden kann.

Primärbewertung

In der Primärbewertung wird eine eintretende Situation als positiv, neutral oder negativ (stressend) bewertet. Wird auf der Basis dieser ersten Auseinandersetzung eine Situation von einer Person als neutral eingeschätzt, muss darauf nicht weiter reagiert werden, weil die Situation auf das aktuelle Wohlergehen keinen Einfluss hat.

Wird eine Situation so eingeschätzt, dass man sie mit den eigenen Ressourcen bewältigen kann und keine Anpassung oder Reaktion erforderlich ist, kann dies zu einer angenehmen und positiven Empfindung führen. Erst das Bewerten einer Situation als unklar oder ungünstig (negativ) führt dazu, dass eine Situation als belastend oder stressend erlebt wird. Es erfolgt dann eine Bewertung in drei verschiedenen Formen: als Herausforderung, Bedrohung oder Schädigung/Verlust.

Sekundärbewertung und ggf. Tertiärbewertung

In der Sekundärbewertung wird nun überprüft, ob die Situation mit den verfügbaren eigenen Ressourcen bewältigt werden kann. Sollten diese Ressourcen nicht ausreichen, wird eine Stressreaktion ausgelöst. Sobald weitere Informationen über die gegenwärtige Situation vorliegen, kann es zu einer zeitlich nachgestaffelten dritten Phase der Neubewertung einer Situation kommen.

Nachdem die Person auf die Bedrohung reagiert hat, findet rückblickend ein Vergleich mit der ursprünglichen Situation statt. Konnte die Ausgangssituation vor der Bedrohung nicht wieder erreicht wer-

32 Vgl. Geldmacher, A., S. 17

den, erfolgt eine Veränderung der Soll-Werte. Es wird eine Bewältigungsstrategie entworfen, die abhängig von der Situation und der Persönlichkeit ist. Dieser Umgang mit einer Bedrohung wird als „Coping" bezeichnet. Mittels Erfolg bzw. Misserfolg erlernt eine Person das selektive Einsetzen von Bewältigungsstrategien.[33]

Das Modell verdeutlicht, dass Stress als psychische Reaktion auf bestimmte Reize entsteht, die vom Individuum als gefährlich wahrgenommen werden.

Beispiel:

Situation	Neue Aufgaben wurden vom Chef übertragen	
Primäre Bewertung	„Ich mache das, es ist Routine für mich."	(neutral)
	„Interessante Tätigkeit, endlich mal etwas Neues."	(positiv)
(stressbezogene Bewertung)	„Wenn das nur gut geht! Ich darf keinen Fehler machen."	(Bedrohung)
	„Immer ich. Nun benötige ich noch mehr Zeit."	(Schädigung/ Verlust)
	„Das ist eine Chance für mich, ich muss mich besonders anstrengen."	(Herausforderung)
Sekundäre Bewertung	Einschätzung der eigenen Kompetenzen	
	„Schaffe ich das? Das habe ich noch nie gekonnt!"	(Bedrohung)
	„Neue Aufgaben habe ich bisher immer bewältigt."	(positiv)
	„Was ich nicht kann, kann ich lernen."	(neutral)
	„Diesem Druck bin ich nicht gewachsen."	(Schädigung/ Verlust)
	→ **Stressreaktion?**[34]	

33 Vgl. Geldmacher, A., S. 19

34 Vgl. Kaluza, G.: Gelassen und sicher im Stress. Springer Verlag, Heidelberg 2007, S. 184

Das Modell der Homöostase

Im Konzept der Homöostase von Bruce McEwen (1998) wird Stress als ein Ereignis definiert, das als bedrohlich wahrgenommen wird und physiologische Reaktionen hervorruft.

Die körperliche Reaktion auf Stress hängt von der individuellen Interpretation und Einschätzung der entsprechenden Situation ab. Nur die als bedrohlich bewerteten Reize führen zu den entsprechenden Stressreaktionen. Weiterhin spielt die körperliche Verfassung eine entscheidende Rolle, da diese sich sowohl positiv bei guter körperlicher Konstitution als auch negativ (z. B. bei Übergewicht) auf einen Stressor auswirken kann.

Der Begriff der Homöostase beschreibt im Rahmen des Modells einen Zustand des Gleichgewichts des Individuums. Dieses Gleichgewicht bezieht sich auf lebenswichtige Funktionen wie Körpertemperatur, pH-Wert, Sauerstoffsättigung des Blutes. Der Organismus ist nun bestrebt, diese Homöostase aufrechtzuerhalten. Hierzu nutzt er verschiedene Systeme, die flexibel auf Anforderungen bei Einwirken von Stress reagieren können (z.B. Blutdruckanstieg).

Die Aktivierung der physiologischen Stressantwort wird hingegen als Allostase bezeichnet und dient dem Abwenden von Gefahr. Somit ist dies ein sehr nützlicher und physiologischer Vorgang, der letztendlich das Überleben sichert. Bei anhaltendem Stress verliert der Körper hingegen seine adaptiven Fähigkeiten mit negativen Folgen für das Individuum. Weiterhin ist eine Fehlregulation der Stressantwort möglich mit negativen Folgen (allostatische Last) wie der chronischen Aktivierung oder dem Ausbleiben der Beendigung der Stressantwort. Des Weiteren können die Reaktionen auf Stress „abstumpfen". Hier reagiert das Individuum im Falle von Stress nicht oder zu gering. Letztendlich kann das bei Überlastung zu schwerwiegenden Folgen führen.

3

Abbildung 6: Ablauf und Beeinflussung der Stressreaktion (nach McEwen)[35]

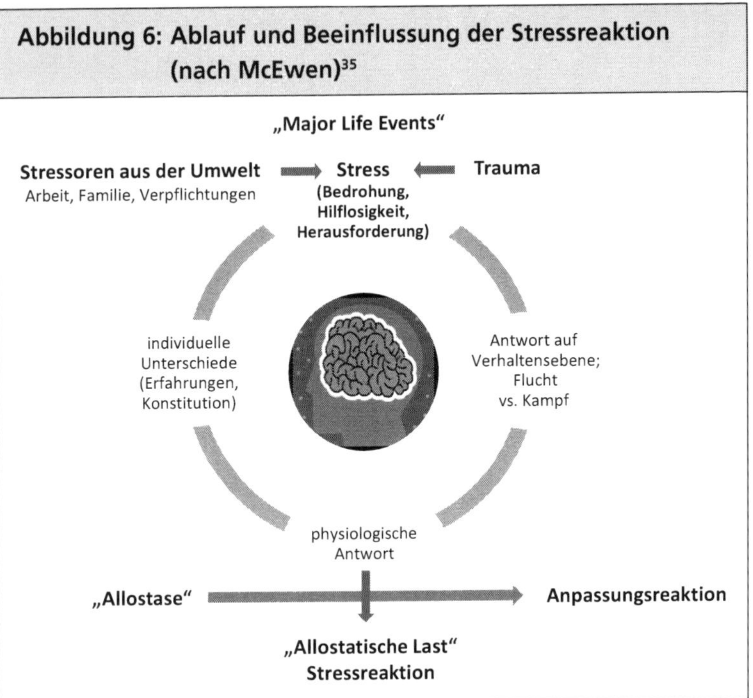

Das Modell von McEwen stellt somit eine Verbindung zwischen rein biologischen und psychologischen Modellen dar.

Negative Beanspruchung kann sowohl kurz- als auch langfristige Folgen auf verschiedenen Ebenen haben. Als kurzfristige Reaktion führt Stress auf körperlicher und psychischer Ebene zu einer Adrenalinausschüttung, was zum Anstieg der Herz- und Atemfrequenz, des Blutdrucks und der Durchblutung der Muskulatur führt sowie zu einer erhöhten Schweißbildung usw. Weitere Reaktionen sind Anspannung, Ärger, Frustration, aber auch Ermüdung.

Langfristig können psychosomatische Beschwerden, Depression, Unzufriedenheit oder Resignation auftreten. Darüber hinaus sind auf der Verhaltensebene verschiedene Reaktionsmuster zu finden. Kurzfristig können Konzentrationsstörungen und Leistungsschwankungen sowie vermehrte Fehler die Folge sein, langfristig sind ein an-

[35] McEwen, B. S.: Stress, adaptation and disease. Allostasis and allostatic load. An. N.Y. Acad. Sci. 840, 1998, S. 33–44

steigender Konsum an Nikotin, Koffein oder Alkohol möglich bis hin zu Fehltagen durch Krankheit. Auch im Bereich der sozialen Beziehungen sind Störungen zu finden, die auf Stress zurückzuführen sind wie Streit, erhöhte Gereiztheit anderen gegenüber oder ein Rückzugsverhalten aus sozialen Situationen.

Warnsignale für Überforderung und Folgen von chronischem Stress	
Auf körperlicher Ebene ■ Kopfschmerzen ■ Schlafstörungen ■ steigender Blutdruck ■ innere Unruhe ■ Herzrasen ■ Herzstiche ■ Engegefühl in der Brust ■ Atembeschwerden ■ häufiges Schwitzen ■ Zittern ■ muskuläre Verspannungen ■ chronische Müdigkeit ■ Verdauungsbeschwerden ■ Magenschmerzen ■ Appetitstörungen ■ sexuelle Funktionsstörungen ■ Rückenschmerzen	**Auf Verhaltensebene** ■ unangepasstes Verhalten (z. B. steigender Nikotin-, Kaffee- oder Alkoholkonsum) ■ Veränderung der Ess- oder Schlafgewohnheiten, des Freizeitverhaltens ■ sozialer Rückzug ■ Vermeidung belastender Situationen ■ aggressives Verhalten ■ Fingertrommeln ■ Wippen mit den Füßen ■ Zähneknirschen ■ schnelles Sprechen ■ Stottern ■ andere nicht ausreden lassen ■ nicht zuhören können
Auf emotionaler Ebene ■ Nervosität ■ Überempfindlichkeit ■ Gereiztheit ■ innere Unruhe ■ Empfinden von Ärger oder Angst ■ Versagensängste ■ Unzufriedenheit ■ Lustlosigkeit ■ „Ausgebrannt sein"	**Auf gedanklicher Ebene** ■ Leistungsverlust ■ ständig kreisende Gedanken ■ Grübeln ■ Konzentrationsstörungen ■ Leere im Kopf ■ Tagträume ■ Albträume ■ häufige Fehler

Möglichkeiten der Stressbewältigung

Entlastungsmöglichkeiten im Umgang mit Stress sind auf situations- und personenbezogener Ebene zu finden.

Situations- und personenbezogene Ressourcen

Situationsbezogene Ressourcen beziehen sich insbesondere auf Tätigkeits- und Handlungsspielräume sowie eine vorhandene soziale Unterstützung. Eine ruhige Situation mit guten Kontrollmöglichkeiten und geringen Anforderungen führt nicht zu Stress, während eine Situation mit hohen Anforderungen und geringen Kontrollmöglichkeiten (z. B. eine traumatische Situation) eine Stressreaktion bedingt. Je höher das Ausmaß an sozialer Unterstützung in einer belastenden Situation ist, umso weniger treten Beschwerden auf.

Bei den personenbezogenen Ressourcen spielen allgemeine Gesundheit, Persönlichkeitsmerkmale (z. B. Selbstvertrauen), berufliche Qualifikation sowie soziale Kompetenzen eine entscheidende Rolle.

Hilfreiche und schädliche Strategien zur Stressbewältigung

Im Rahmen der Stressbewältigung sollen körperliche Stressreaktionen abgebaut und zukünftige Stressreaktionen vermieden werden. Dazu stehen sowohl hilfreiche als auch schädliche Strategien zur Verfügung.

Hilfreiche Strategien sind, den Stress und die damit verbundenen Belastungen an der Stelle zu reduzieren, wo sie entstehen, nämlich im „Kopf" durch stressauslösende Gedanken und Verhaltensmuster. Häufig führen Gedanken wie „Ich muss alles sofort erledigen, ich darf keine Fehler machen" zu Stress. Die Veränderung dieser Leitsätze, z. B. „Ich mache eines nach dem anderen, aus Fehlern kann ich lernen" führt zu einer Stressreduktion.

Zu den schädlichen Stressbewältigungsmustern hingegen gehören Alkohol, Nikotin, Koffein oder die Einnahme von Medikamenten zur Beruhigung bzw. gegen Schmerzen. Hierdurch können unangenehme körperliche Symptome oder Gefühle reduziert werden. Diese Maßnahmen sind jedoch als inadäquat anzusehen, da sie nicht an den Ursachen ansetzen. Vielmehr bekämpfen sie die Folgen von Stress und können zu einer Abhängigkeit von Suchtmitteln führen.

Weitere Maßnahmen zur Stressbewältigung sind:

- Entspannungsverfahren (z. B. Progressive Muskelentspannung, Autogenes Training, Yoga)
- regelmäßige körperliche Betätigung
- sich gegenüber anderen abgrenzen lernen
- Prioritäten setzen und Wichtiges von Nebensächlichkeiten abgrenzen
- Freiräume zur Regeneration und Erholung schaffen (z. B. Handy ausschalten, Freizeitaktivitäten fest einplanen)
- Genießen lernen

Wichtig in diesem Zusammenhang ist, trotz Stress wieder den Eindruck zu gewinnen, mehr Kontrolle über sein eigenes Leben zu erhalten, da das Gefühl von Fremdbestimmtsein Stress auslöst. Letztendlich entsteht Stress nur, wenn sich eine Person treiben lässt und sich ausschließlich als „Opfer“ der Umstände ohne eigene Gestaltungsmöglichkeiten ansieht. Auch die eigenen Ansprüche, alles perfekt oder allein machen zu müssen, allen gerecht werden bzw. immer Stärke zeigen zu wollen, induzieren Stress.

Das Wichtigste in Kürze

Maßnahmen zur Stressbewältigung

- **Instrumentelle Stressbewältigung**

  Veränderung der Situation, Stressoren vermeiden oder ausschalten

- **Kognitive Stressbewältigung**

  Sich selbst in der Situation verändern durch eine Korrektur stressauslösender Gedanken und Verhaltensmuster

- **Regenerative Stressbewältigung**

  Ausgleich suchen ggf. durch den Einsatz von Entspannungsverfahren, Sport, Ablenkung, soziale Kontakte, Genuss

3

Empfehlung:

Häufig werden zur Reduktion von Stress Medikamente genommen, um sich wieder besser konzentrieren, entspannen oder schlafen zu können und somit die Gedächtnisfunktionen zu steigern. Hier besteht jedoch eine erhebliche Suchtgefahr. Auch leistungsfördernde oder stimmungsaufhellende Medikamente stellen keine adäquate Bewältigungsstrategie im Umgang mit Stress dar, da sie letztendlich ein unkalkulierbares Risiko in sich bergen. Jede Medikamenteneinnahme stellt einen Eingriff in biologische Regulationssysteme des Organismus dar.

Deshalb: Vermeiden Sie einen längerfristigen Einsatz von Medikamenten, Alkohol, Nikotin oder Kaffee zur Stressbewältigung!

Stress und Trauma

Ein Trauma ist eine Extremform von Stress. Dabei ist ein Trauma stets mit einer erheblichen Bedrohung der körperlichen oder psychischen Integrität des Individuums verbunden und beinhaltet intensive Furcht, Hilflosigkeit oder andere Gefühle.

Abbildung 7: Traumakriterien[36]

Konfrontation mit einem Ereignis, das folgende Kriterien aufweist:		
A_1 ▪ Direktes persönliches Erleben oder ▪ Zeuge sein von einem Ereignis mit ▪ tatsächlichem oder drohendem Tod ▪ ernsthafter Verletzung ▪ Gefahr für die körperliche Unversehrtheit	+	A_2 Folgende Reaktionen: ▪ Intensive Furcht ▪ Hilflosigkeit ▪ Entsetzen

36 Sass, H./Wittchen, H.-U./Zaudic, M. (Hrsg.): 309.81 (F43.1) Posttraumatische Belastungsstörung. In: Diagnostisches und Statistisches Manual Psychischer Störungen – DSM-IV. Hogrefe Verlag für Psychologie, Göttingen, Bern, Toronto, Seattle 1996, S. 189–191

Traumatische Ereignisse werden in Fragmenten als zusammenhanglose Sinneseindrücke abgespeichert, so dass häufig die notwendigen Informationen fehlen, um das Erlebte in einen objektiven, örtlichen und zeitlichen Sinnzusammenhang zu bringen. Legt man die Bedingungen einer Situation zugrunde, die Stress auslösen, wie Neuheit und Unvorhersehbarkeit der Situation, persönliche Involviertheit, negative Bewertung sowie Unkontrollierbarkeit der Situation, so trifft das immer für ein Trauma zu. Somit reagiert der Organismus auf eine traumatische Situation mit einer Aktivierung des vegetativen Nervensystems mit den entsprechenden Folgen.

Ob eine belastende Situation „nur" Stress auslöst oder zu einer posttraumatischen Belastungsstörung führt, hängt letztendlich auch von den zur Verfügung stehenden Bewältigungsstrategien des Individuums ab. Traumatisierung bedeutet in diesem Zusammenhang, dass ein Individuum die durch Stressoren entstandenen Grenzverletzungen nicht ausreichend „reparieren" kann.

Darüber hinaus werden Traumata unterschieden in:

- menschlich verursachte Traumata (z. B. sexuelle oder körperliche Misshandlung, Gewalt, Kriegserlebnisse, Folter, politische Haft)
- zufällige Traumata (z. B. Katastrophen, Arbeits- oder Verkehrsunfälle)
- kurz- oder langfristige Traumata

Charakteristisch für kurzfristige traumatische Erlebnisse (Typ-I-Traumen: Naturkatastrophen, Unfälle, kriminelle Gewalt) sind akute Lebensgefahr, plötzliches Auftreten sowie Überraschung.[37]

Bei den längerfristigen traumatischen Erlebnissen (Typ-II-Traumen: Kriegsgefangenschaft, KZ-Haft, wiederholte Misshandlungen) handelt es sich um mehrere verschiedene traumatische Einzelerlebnisse, die durch eine geringe Vorhersagbarkeit des weiteren traumatischen Geschehens charakterisiert sind.

Die Symptome einer PTBS können durch alle Traumatisierungen hervorgerufen werden, wobei die willentlich durch Menschen verursachten Traumata sowie die Typ-II-Traumata häufiger zu einer stärkeren Beeinträchtigung und Chronifizierung führen.

---

[37] Terr, L. C.: Treating psychic trauma in children. Journal of Traumatic Stress, 1989, *2*, S. 3–20

3

Einteilung verschiedener traumatischer Ereignisse		
	Zufällige Traumata	**Zwischenmenschliche Traumata**
Typ-I-Traumata (einmalig, unerwartet, häufig mit akuter Lebensgefahr verbunden)	▪ berufsbedingte Traumata (z. B. Polizei, Feuerwehr, Bundeswehr) ▪ Verkehrsunfälle ▪ kurze Naturkatastrophen (z. B. Blitzschlag, Wirbelsturm)	▪ Überfall, kriminelle und körperliche Gewalt (z. B. Banküberfall, Schläger) ▪ Vergewaltigung
Typ-II-Traumata (wiederholt, langandauernd, unvorhersehbarer Verlauf)	▪ langandauernde Naturkatastrophen (z. B. Erdbeben, Flut) ▪ technische Katastrophen (z. B. Chemieunfälle mit Giftgas, Reaktorunfälle)	▪ körperliche und sexuelle Misshandlungen in der Kindheit ▪ Kriegserlebnisse ▪ Lagerhaft (z. B. KZ) ▪ Folter und politische Inhaftierung

Eine weitere Form der Traumatisierung stellt das kumulative Trauma dar, das eine Abfolge von traumatischen Erfahrungen beschreibt, wobei jedes einzelne Trauma für sich unterschwellig bleibt. Einsatzkräfte können Zeuge von Hunger und Elend, Krankheit und Tod, Verletzungen der Menschenrechte, sozialer Gewalt und Unfällen werden. Wenn solche Ereignisse über eine längere Zeit miterlebt werden, ohne etwas dagegen tun zu können, kann auch dies zu einer traumatischen Belastung werden. Obgleich jedes einzelne Ereignis für sich genommen bewältigt werden könnte, führt die Vielzahl der erlebten traumatischen Situationen zu einer Erschöpfung der Ressourcen. Hierbei machen sich die Auswirkungen nicht sofort bemerkbar. Vielmehr werden die Betroffenen zunehmend ängstlicher, gereizter und verletzbarer oder sie bauen einen emotionalen Schutz auf, indem sie sich abschotten.

Das Wichtigste in Kürze

Nicht nur das Erleben einer einzigen Situation kann zu einer PTBS führen. Auch das Erleben von vielen kleinen belastenden Ereignissen, die für sich genommen jeweils bewältigt werden, können eine PTBS auslösen. Dies geschieht dann, wenn die Anzahl von mehreren kleineren Ereignissen die zur Verfügung stehenden persönlichen Ressourcen aufgebraucht haben und keine Bewältigungsmöglichkeiten mehr zur Verfügung stehen.

Reaktionen auf traumatische Ereignisse bei Einsatzkräften im historischen Kontext

Vor dem Ersten Weltkrieg

Psychische Reaktionen, die im heutigen Sinne als Gefechtsstress bezeichnet werden und zu einer PTBS führen können, treten seit Jahrtausenden auf, werden allerdings erst seit etwa 100 Jahren genauer betrachtet. Das erstmalige Auftreten von Kampf- und Erschöpfungsreaktionen lässt sich nicht genau festlegen. Vorfälle aus vergangenen Zeiten können jedoch in diesem Kontext gesehen werden. Dazu zählen u. a. das Auftreten von hysterischer Blindheit bei einem griechischen Soldaten während der Schlacht von Marathon (Sieg der Griechen über die Perser, 490 v. Chr.) und das Verhalten eines Ritters, der in einer Form eines schlafwandlerischen Albtraums seine Kämpfe wieder neu durchlebte. Schon in Homers „Ilias" wurden Symptome beschrieben, die heute den posttraumatischen Belastungsstörungen bzw. Persönlichkeitsveränderungen nach Traumatisierung zugeordnet werden könnten.

Erste wissenschaftliche Aussagen findet man im napoleonischen Zeitalter, als erstmals Angstzustände beschrieben wurden, die bei den in Kriegen eingesetzten Soldaten beobachtet werden konnten. Diese wurden als „Kanonenkugelhauch-Syndrom" bzw. „Syndrome du vent du boulet" beschrieben.

Sowohl im deutsch-dänischen Krieg 1864 als auch im deutsch-französischen Krieg 1870/71 wurden Auffälligkeiten bei Soldaten festgestellt, die auf psychische Störungen schließen lassen. In den deutschen militärärztlichen Bildungsanstalten gab es bereits 1875 Vorlesungen über Psychologie sowie Geistes- und Nervenkrankheiten. Die Bedeutung der Psychiatrie nahm um die Jahrhundertwende zu, als Soldaten aufgrund psychischer Mängel ausgemustert wurden. Grundlage für ihre Entscheidung waren die Werke von Julius Ludwig August Koch über „geistig Minderwertige". Man unterschied diese in zwei Gruppen: „Schwachsinnige" und „Psychopathen". Die Entscheidung erfolgte auf der Basis militärischer Kriterien, da nach dieser Ansicht ein gewisses Maß an Intelligenz und sittlichen Fühlens Voraussetzungen für die Unterordnung unter straffe Formen der militärischen Disziplin waren.[38]

[38] Riedesser, P./Verderber, A.: Maschinengewehre hinter der Front: Zur Geschichte der deutschen Militärpsychiatrie. Fischer Taschenbuch Verlag, Frankfurt/Main 1996, S. 11–22

Psychische Kriegsfolgen im Ersten Weltkrieg

Deutschland

Bei deutschen Kriegsfreiwilligen waren bereits wenige Wochen nach Ausbruch des Ersten Weltkriegs psychische Auffälligkeiten zu beobachten. Die anfängliche Kriegsbegeisterung, die Tausende junger Menschen mobilisierte, um ihr Vaterland zu verteidigen, ließ schnell nach. Die Konfrontation mit der realen und grausamen Wirklichkeit des Krieges, vor allem an der Westfront, führte zu seelischen Traumatisierungen in einer bis dahin unbekannten Dimension. „Ganze Kompanien wurden von nervösen Zuständen, Weinkrämpfen, Erbrechen usw. befallen. Ärzte sahen Zittern, Schwäche der Beine, Heulen und Lachen im wilden Durcheinander. Manche Soldaten wurden im Trommelfeuer apathisch oder schliefen einfach ein. Diese Zustände, Äußerungen einer grauenvollen und in ihrer unabwendbaren Hilflosigkeit besonders qualvollen Lebenslage, klangen zumeist in den Ruhepausen zwischen den Kämpfen wieder ab."[39]

4

Im Winter 1914, als der Krieg an der Westfront zum Erliegen gekommen und in einen Stellungskrieg übergegangen war, traten bisher nicht gekannte Verhaltensweisen verstärkt auf: „Die Manifestationen bildeten häufig die durchlebten Strapazen, Ängste, Verschüttungen und Verwundungen ab: Unaussprechliches, unerhörtes und bisher nie gesehenes Grauen löste Stummheit, Taubheit, Taubstummheit oder Blindheit aus, ohne dass Schädigungen der Sinnesorgane oder der Nerven nachzuweisen waren; Granateinschläge in nächster Nähe und Verschüttungen hinterließen zitternde, ihre Glieder schüttelnde Gestalten; schon leichte Verwundungen führten zur Lähmung des betroffenen Gliedes, die auch anhielt, wenn die Verletzungen der Muskulatur und der Nerven längst verheilt waren; nach langen, zermürbenden und nervenzerrüttenden Monaten an der Front genügten oft geringe schreckauslösende Momente, um schwerste psychische Symptome auszulösen."[40]

Diese Symptome wurden u. a. als Kriegsneurosen, traumatische Neurosen, Schreckneurosen, Granatschock, Nervenschock oder Kriegshysterie bezeichnet. Da mit fortschreitender Dauer des Krieges immer mehr Soldaten entsprechende Symptome zeigten, vermutete

[39] Gaupp, R.: Erweitertes Referat. In: Zeitschrift für die gesamte Neurologie und Psychiatrie, Springer Verlag Berlin, 1916, 34, S. 357–390

[40] Binswanger, O.: Die Kriegshysterie. In: Bonhoeffer, K. (Hrsg.): Handbuch der ärztlichen Erfahrungen im Weltkriege 1914/1918. Band 4, Geistes- und Nervenkrankheiten, Johann Ambrosius Barth Verlag, Leipzig 1922, S. 45–67

man, dass sich die Soldaten gegenseitig infizieren würden. Die militärische Führung Deutschlands begann sich um die Schlagkraft, Stabilität sowie den Durchhaltewillen ihrer Armee ernsthafte Gedanken zu machen. Erste Forderungen nach einem schärferen Vorgehen gegen die „Kriegsneurotiker" wurden laut.[41]

Hier fühlten sich vor allem Nervenärzte und Psychiater berufen, die sich jedoch in unterschiedliche Lager teilten. Auf der einen Seite wurden die Betroffenen von der Front abgelöst und in Erholungsurlaub oder zur Kur geschickt. Dies fand nicht die ungeteilte Zustimmung der militärischen Führung. Auf der anderen Seite wurden Behandlungsmethoden eingeführt, mit denen man die Kranken mit gewaltsamen Methoden wieder an die Front zurücktrieb.[42] Sigmund Freud verglich diese „Therapeuten" mit „Maschinengewehren hinter der Front".[43]

Da es dem größten Teil der Soldaten gelang, die Schrecken und Strapazen des Krieges ohne größere sichtbare psychische Schädigungen zu überstehen, kam man zu der Auffassung, dass Krieg gar keinen krankmachenden Einfluss auf den Menschen habe. Darüber hinaus vermutete man, dass die Soldaten, die psychisch krank wurden, erblich vorbelastet waren. Zu den entwickelten Behandlungsmethoden gehörten u. a. Isolierung, Gewalt- oder Zwangsexerzieren und die Anwendung von schmerzhaften elektrischen Schlägen (sogenannte Kaufmann-Kur). Dabei waren auch Todesopfer unter den zu Behandelnden zu beklagen.

Zum Ende des Ersten Weltkriegs begann man in Deutschland mit frontnaher Psychiatrie. Hierzu wurden Auffangstationen hinter der Front eingerichtet, aus denen nur eine Entlassung an die Front möglich sein sollte. „Wir sehen viele Leute, die mit nervösen Symptomen von vorn kommen und sich in der Ruhe des Reviers in kurzem vollkommen erholen und wieder in den Graben gehen können, während sie einmal ins Lazarett oder gar in die Heimat gelangt, schwerlich wieder k. v. (Anm. d. Verf.: kriegsverwendungsfähig) werden dürften. Die Regimentskrankenstube ist ein Ort der Auslese, nichts ist verkehrter, als alle nervösen Zustände von dort nach rückwärts zu schicken, denn damit gehen der Truppe unnötig Leute verloren."[44]

---

[41] Vgl. Riedesser, P./Verderber, A., S. 33

[42] Vgl. Riedesser, P./Verderber, A., S. 34

[43] Freud, S.: Gutachten über die elektrische Behandlung der Kriegsneurotiker. Auszug aus dem Verhandlungsprotokoll vom 14.10.1920. Herausgegeben von Gicklhorn, R.: Psyche, 1972, *26*, S. 942–951

[44] Vgl. Riedesser, P./Verderber, A., S. 73

Alliierte Streitkräfte

In Großbritannien versuchte man dem Auftreten von psychischen Ausfällen durch strengere Rekrutierungsverfahren entgegenzuwirken. Zusätzlich zu den präventiven Maßnahmen der Vorauswahl begann man im Jahr 1917, Soldaten mit psychischen Auffälligkeiten frontnah zu behandeln. Diese Behandlungsform wurde auf Drängen der militärischen Führung wieder eingestellt, obwohl sich dieser Ansatz später als richtig erwies. Die Soldaten wurden wieder nach Großbritannien zurückgebracht und dort in Sanatorien behandelt, wo sich ihr Krankheitsbild eher verschlimmerte.[45]

In Frankreich wurden die Soldaten in Frontnähe sowie nach Möglichkeit unmittelbar nach dem Ereignis behandelt. Bis zu 70 Prozent der behandelten Soldaten konnten wieder an die Front zurückkehren.[46]

Die Vereinigten Staaten griffen erst zum Ende des Ersten Weltkriegs aktiv in das Kampfgeschehen ein. Bei amerikanischen Soldaten traten identische Symptome wie bei allen anderen Soldaten der bereits am Krieg teilnehmenden Nationen auf. Auch in Amerika wurde versucht, durch schärfere Rekrutierungsverfahren die geeigneten Männer für die Front auszuwählen. Es herrschte die weit verbreitete Meinung, dass dumme und abgestumpfte Männer die besseren Soldaten seien. Nach dem Krieg durchgeführte Experimente in Amerika konnten allerdings keine eindeutige Abhängigkeit zwischen Intelligenz und Stressresistenz nachweisen.[47] Von zwei Millionen Amerikanern, die im Ersten Weltkrieg nach Europa geschickt wurden, fielen 116.516 Soldaten, 204.002 wurden verwundet. Etwa 36.600 Soldaten, die unter einer psychischen Kampfreaktion litten, konnten nicht mehr in der amerikanischen Armee eingesetzt werden.[48]

Besondere Beachtung fand das während des Ersten Weltkriegs entwickelte sogenannte Salmon Prinzip. Thomas Salmon untersuchte während des Krieges das Verhalten von Soldaten in den amerikani-

---

45 Kellet, A.: Combat Motivation/The Behavior of Soldiers in Battle. Library of Congress Cataloging in Publication Data Kluwer. Boston 1982, S. 271–290

46 Ingraham, L. H./Manning, F. J.: Psychisch bedingte Ausfälle. Die fehlende Komponente in einem Krieg ohne Ersatzkräfte. Wehrpsychologische Untersuchungen, 1984, Heft 2, S. 1–24

47 Vgl. Kellet, A., S. 271–290

48 Gabriel, R. A.: No more Heroes. Madness & Psychiatry in War, New York 1987, S. 72–73

schen Streitkräften und entwickelte die Behandlung von psychisch geschockten Soldaten nach dem „IPES-Prinzip":

Immediately	sofortige Behandlung
Proximity	Behandlung in der Nähe
Expectancy	Erwartung der Besserung innerhalb drei Tagen
Simplicity	Einfachheit: Der Arzt kann unterstützen, es sind keine spezialisierten Psychologen notwendig.[49]

4

Psychische Symptome von Soldaten im Zweiten Weltkrieg

Deutschland

In Deutschland erwartete man einen ähnlich hohen Prozentsatz von Kriegsneurosen wie im Ersten Weltkrieg. Diese Entwicklung trat jedoch nicht ein. Man vermutete die Ursache im unterschiedlichen Kriegsverlauf. Während im Stellungskrieg von 1914 bis 1918 ein Ausharren in kalten und feuchten Schützengräben mit teilweise pausenlosem Trommelfeuer durch die gegnerische Artillerie stattfand, gestalteten sich die Blitzkriege der Jahre 1939/40 und der Beginn des Russlandfeldzugs völlig anders. Es gab kein nervenaufreibendes Warten in den Schützengräben, da mit der Einführung gepanzerter mechanisierter Fahrzeuge aus Stellungskriegen Bewegungskriege wurden. Die Feldzüge verliefen zunächst mit relativ geringen Verlusten und waren für die eingesetzten Soldaten abwechslungsreicher. „Die Anwesenheit von Psychiatern bei den kämpfenden Truppen ermöglichte zusätzlich das frühzeitige Erkennen von Erschöpfungszuständen und anderen physischen oder psychischen Reaktionen auf große Belastungen, so dass ein Zurückziehen solcher Einheiten in Ruheräume zur Erholung veranlasst werden konnte."[50]

Im Sommer 1942 stiegen die Fälle von psychischen Reaktionen – wie im Ersten Weltkrieg – an, was Anlass zu verstärkten Forschungen nach erfolgversprechenden Behandlungsmaßnahmen gab. Die bereits im Ersten Weltkrieg angewandte Therapieform mit schmerzhaften elektrischen Schlägen wurde als „galvanische Rolle" weiter-

---

[49] Ott, C./Geiger, L.: Stressprävention und Behandlung im Einsatz. Allgemeine Schweizerische Militärzeitschrift 1996, 162, S. 9–10

[50] Vgl. Riedesser, P./Verderber, A., S. 117

entwickelt, so dass Stromstärken bis zu 300mA verabreicht werden konnten. Karl Kleist, einer der bekanntesten Psychiater dieser Zeit, brach seinen Selbstversuch bereits bei einer Stromstärke von 30mA ab, weil der Schmerz für ihn unerträglich wurde. Trotzdem empfahl er, das Verfahren mit der vorgesehenen hohen Stromstärke zu verwenden: „Bedenken, die wegen der außerordentlichen Schmerzhaftigkeit der Behandlung, von der ich mich durch einen ‚leichten Eigenversuch' überzeugt habe, wegen des Sträubens und Festhaltens der Behandelten und wegen der Bestätigung krankhafter Störung auch im Falle daneben laufender Übertreibung und Vortäuschung erhoben werden können, müssen zurücktreten, da dieses Verfahren den schnellsten und sichersten Erfolg unter den bisherigen Methoden gewährleistet."[51] Psychiater aus allen Wehrkreisen des Reichs und aus der Wehrmacht wurden in dieses neue Verfahren eingewiesen.

Als zu Kriegsende alle Reserven mobilisiert wurden, durchkämmte man auch die Lazarette und fasste die verwendungsfähigen Soldaten in Krankenbataillonen zusammen. Statistiken über psychische Reaktionen wurden nur teilweise und vielfach unvollständig erhoben. Auffällig war, dass nur geringe psychische Ausfälle auftraten. Dies führte man u. a. darauf zurück, dass auf Gruppenzusammenhalt und Kohäsion geachtet wurde, Truppenteile landsmannschaftlich zusammengestellt und Verwundete nach ihrer Genesung wieder in ihre alten Verbände eingegliedert wurden.

Alliierte Streitkräfte

Amerikanische Wissenschaftler begannen im Zweiten Weltkrieg mit der systematischen Erforschung von auftretenden Fällen psychischer Kampfreaktionen. Sie kamen u. a. zu dem Ergebnis, dass fast jeder Soldat bei einer entsprechenden Belastung zusammenbricht und keine Gewöhnung an den Kampf möglich ist. Nur zwei Prozent der Soldaten waren davon nicht betroffen. Diese wiesen allerdings schon vor dem Krieg psychopathische Defekte auf.[52]

Die US-amerikanischen Streitkräfte entließen während des Kriegsgeschehens insgesamt 500.000 Soldaten aus psychiatrischen Gründen, wobei die „Kampferschöpfung" (exhaustion) die häufigste Ursache für psychische Kampfreaktionen war. Aufgrund der Häufung psychi-

---

[51] Vgl. Riedesser, P./Verderber, A., S. 148

[52] Vgl. Gabriel, R. A., 1987, S. 87

scher Ausfälle änderten die Amerikaner 1942 ihr militärisches Auswahlverfahren: Soldaten, die hohe Indikatoren für einen schnellen psychischen Zusammenbruch zeigten, wurden erst gar nicht einberufen. Auch die Ausbildung wurde so angepasst, dass Maßnahmen zur Vorbeugung gegen Kampfreaktionen und die Gewöhnung an Reaktionen im Gefecht in die Einsatzvorbereitung integriert wurden.[53]

In den britischen Streitkräften wurden die Einsatzfolgen für Soldaten dadurch abgemildert, dass nach zwölf Kampftagen eine Pause von vier Tagen ermöglicht wurde, um den Soldaten Zeit zur Regeneration zu geben.[54]

Während des Zweiten Weltkriegs wurde aber auch ein bisher unbekannter Stresstyp entdeckt: die Diskontinuität. Diese trat insbesondere dann auf, wenn den Soldaten, aufgrund der inzwischen schnellen Verlegemöglichkeiten mit Kraft- oder Luftfahrzeugen aus dem sicheren Hinterland ins Kampfgebiet, nicht genügend Zeit blieb, sich mit dem zu erwartenden Stress vorab auseinanderzusetzen. Besonders betroffen waren davon die Besatzungen von Kampfbombern.[55]

Eine der wichtigsten Maßnahmen der Alliierten war die unmittelbare, schnelle und frontnahe Behandlung der Soldaten mit Kampfreaktionen. Dies ähnelte besonders den Maßnahmen, die französische Streitkräfte bereits im Ersten Weltkrieg erfolgreich angewandt hatten. Auf Ebene der Truppenverbandplätze wurden Behandlungszentren eingerichtet, so dass 56 bis 70 Prozent der dort behandelten Soldaten bereits innerhalb einer Woche zu ihren Einheiten zurückkehren konnten. Nur etwa fünf Prozent erlitten einen erneuten psychischen Zusammenbruch.

Während der Invasion der Alliierten in der Normandie im Jahr 1944 nahm die Anzahl der wieder in die Truppe zurückzuführenden Soldaten drastisch ab, da keine frontnahe Behandlung mehr stattfand und die Soldaten stattdessen wieder nach England zurückgebracht wurden. Nachdem im weiteren Verlauf des Krieges die Behandlung wieder in frontnahen Zentren erfolgte, stieg die Anzahl der Rückkehrer auf den vorher bekannten Prozentsatz.[56]

---

53 Vgl. Kellet, A., S. 281–282

54 Watson, D. V.: Battlefield Stress in General War. Journal of the Royal Artillery 115, Großbritannien 1988, S. 56–61

55 Vgl. Kellet, A., S. 278

56 Vgl. Kellet, A., S. 282 f.

Traumatische Erfahrungen bei Soldaten nach dem Zweiten Weltkrieg

Korea

Im Koreakrieg (1950 bis 1953) standen die amerikanischen Streitkräfte vor großen Herausforderungen, da die Soldaten den Anforderungen der Gefechte nicht gewachsen schienen. Darüber hinaus ließen Kampfmoral und Disziplin zu wünschen übrig und die körperliche Fitness war nicht ausreichend. Man führte dies auf eine unzureichende Vorbereitung zurück. Nachdem die Mängel erkannt waren, wurden einschneidende Konsequenzen gezogen. Neben einer intensiven Modifizierung der Ausbildung (z. B. Einbeziehen von kampferprobten Veteranen in die einsatzvorbereitende Ausbildung) wurde Wissenschaftlern die Möglichkeit eröffnet, an der Front mögliche Hintergründe der unzureichenden Kampferfolge zu analysieren und Empfehlungen auszusprechen.

Die Entwicklung der Zahl psychisch bedingter Ausfälle ist bemerkenswert. Im Jahr 1950, als es noch keine koordinierte Hilfe für Stressopfer gab, betrug ihr Anteil 25 Prozent aller Verwundeten. Nach Einführung einer frontnahen Behandlung sanken die Zahlen von über sieben Prozent im Jahr 1951 auf 2,1 Prozent der Verwundeten im letzten Kriegsjahr 1953. Von den insgesamt 1,587 Millionen eingesetzten amerikanischen Soldaten fielen 33.629, während 48.000 Opfer von psychischem Stress wurden. Der Anteil psychisch geschädigter Soldaten lag somit deutlich über der Zahl gefallener Soldaten.[57]

Vietnam

Nachdem im Koreakrieg etwa drei Prozent der US-Soldaten psychisch behandelt werden musste, lag die Zahl im Vietnamkrieg mit circa 1,2 Prozent deutlich niedriger. Obwohl der Krieg für fast alle Soldaten eine neue Form des Einsatzes mit sich brachte (Dschungelkampf gegen einen in diesem Terrain ausgezeichnet kämpfenden Feind), traten bisher bekannte Stressfaktoren deutlich in den Hintergrund. Dies war in erster Linie darauf zurückzuführen, dass die Soldaten nur für eine festgelegte und damit überschaubare Zeitspanne in den Einsatz geschickt wurden und daher das Ende ihres Einsatzes

57 Vgl. Gabriel, R. A., 1987, S. 75

von vornherein feststand. Zusätzlich waren sie der gegnerischen Artillerie nicht pausenlos ausgesetzt und mussten kein lang andauerndes Trommelfeuer ertragen, wie es aus dem Ersten Weltkrieg bekannt war. Eine weitere Rolle spielte teilweise der Drogenkonsum. Darüber hinaus waren die Erholungspausen zwischen den Gefechten lange genug, die Soldaten hatten großes Vertrauen in ihr ausgezeichnet funktionierendes Sanitätssystem, in dem Stressopfer wiederum frontnah behandelt wurden.[58]

Während und nach dem Vietnamkrieg trat allerdings ein neues, bisher nicht bekanntes Phänomen auf, das als „Old Veterans Syndrom" bezeichnet wird. Dieses beschreibt psychische Kampfreaktionen bei Soldaten nach Beendigung ihres Einsatzes im Zivilleben. Die betroffenen Soldaten waren im Einsatz nicht auffällig geworden. Nach der meistens als plötzlich erlebten Demobilisierung traten Albträume, emotionale Verarmung und Kontaktschwäche auf.[59]

Bereits 1988 wurden die Ergebnisse einer Studie veröffentlicht, in der über einen Zeitraum von fünf Jahren amerikanische Veteranen des Vietnamkriegs untersucht wurden. Demnach litten etwa 15 Prozent der eingesetzten Soldaten (ca. 500.000 Fälle) noch lange nach ihrem Einsatz an den Folgen des Krieges in Form einer PTBS.[60]

Diese Studie zeigte aber auch, dass man nicht unbedingt an der Front gewesen sein musste, um durch Erlebnisse eines Krieges traumatisiert zu werden. Die in Vietnam als Krankenschwestern eingesetzten Amerikanerinnen, die nicht aktiv an Kampfhandlungen teilgenommen hatten, waren bei den aufgetretenen PTBS-Fällen prozentual genauso häufig vertreten (ungefähr 7.000 Fälle) wie die kämpfende Truppe.[61]

Aus Untersuchungen des National Centre for Post Traumatic Stress Disorder (NCPTSD) geht hervor, dass 30,9 Prozent der männlichen und 26,9 Prozent der weiblichen Vietnamveteranen eine PTBS entwickelt hatten. Das Auftreten einer zeitlich verzögerten PTBS trat dabei bisher bei 15,2 Prozent der Männer und 8,1 Prozent der Frauen

---

58 Vgl. Kellet, A., S. 275

59 Vgl. White, B.: Combat Stress Reactions. Defence Force Journal, Australien 1985, 55, S. 22–30

60 Anonym: PTSD/Das posttraumatische Streßsyndrom. Truppendienst, 1994, 33, S. 181

61 Preusse, S.: Post-traumatic Stress Disorder, Relevanz und Konsequenz für zukünftige Einsätze der Bundeswehr. Jahresarbeit der Führungsakademie der Bundeswehr, 1993, 16

auf. Veröffentlichungen des NCPTSD aus dem Jahre 2004 zeigen, dass neben den Zahlungen für 25.000 USA-Veteranen des Zweiten Weltkriegs auch für 161.000 Vietnamveteranen Versehrtenentschädigungen für Beeinträchtigungen aufgrund von PTSD-Symptomen gezahlt werden.[62]

Auch die sozialen Entwicklungen der Vietnamveteranen sind bemerkenswert: Während 50 Prozent der PTBS-Opfer mindestens einmal im Gefängnis waren, sind sie auffällig häufig von Scheidung, Alkoholmissbrauch und Obdachlosigkeit betroffen.[63]

Israel

Aus den israelischen Kriegen in den Jahren 1948, 1956 und 1967 sind keine nennenswerten Zahlen über das Auftreten von Gefechtsstressreaktionen bei Soldaten bekannt. Daher wurde diesem Thema in der israelischen Armee keine weitere Aufmerksamkeit geschenkt. Mit dem Beginn des Yom-Kippur-Krieges 1973 stand man allerdings vor großen Herausforderungen, da psychisch verwundete Soldaten etwa 30 Prozent aller Ausfälle ausmachten.[64] Da es kein Behandlungskonzept gab, wurden die Soldaten ins rückwärtige Gebiet transportiert. Dies hatte zur Folge, dass keiner wieder am Gefecht teilnehmen konnte, viele sogar chronisch krank blieben.[65]

Die Besonderheit des Yom-Kippur-Krieges war, dass die israelische Armee in der Anfangsphase dazu gezwungen war, ein verlustreiches Verteidigungsgefecht mit zahlenmäßig unterlegenen Kräften über 24 Stunden täglich ohne Unterbrechung zu führen. Aufgrund des Überraschungsangriffs kam als weiterer Belastungsfaktor ein hoher Koordinationsaufwand hinzu. Auffallend war, dass viele Soldaten nicht – wie im Ersten Weltkrieg – erst nach einer gewissen Einsatzzeit an einem Erschöpfungszustand litten, sondern bereits in den ersten Kampftagen viele psychisch bedingte Ausfälle auftraten.[66]

---

62 House of Commons – Defence Committee, Medical care for the armed forces, Seventh Report of Session 2007/08, 18th February 2008

63 Vgl. House of Commons, 18th February 2008

64 Gal, R.: A Portrait of the Iraeli Soldier. New York 1986, S. 210 f.

65 Belenky, G. L./Noy, S./Solomon, Z.: Battle Stress. The Israeli Experience. Military Review 4, Israel 1985, S. 28–37

66 Vgl. Ingraham, L. H./Manning, F. J., 1984, Jahrgang 19, Heft 2, S. 7

In Israel zeigten sich drei Intensitätsstadien von psychischen Kampfreaktionen:

- *Unmittelbares Stadium:* Dauer von Stunden bis Tagen, gekennzeichnet durch Furcht, Depression und Angst. Eine große Anzahl der Fälle erholte sich durch einfache Maßnahmen.
- *Akutes Stadium:* Dauer von Tagen bis Wochen, Auftreten neurotischer Symptome, Erholung war nach Behandlung gut möglich.
- *Chronisches Stadium:* Fehlschlagen der Behandlung im akuten Stadium mit Persönlichkeitsverarmung und erforderliche lang andauernde Behandlungen mit oft nicht vollkommenem Erfolg.[67]

Im Yom-Kippur-Krieg wurde darüber hinaus erstmals die verzögerte Kampfreaktion als neue Form psychischer Gefechtsreaktionen erkannt. Der Zusammenbruch erfolgte nach ersten Telefonkontakten mit der Familie oder während des ersten Heimurlaubs, obwohl die Soldaten vorher unauffällig waren. Im Rahmen der Bewertung folgerten die israelischen Wissenschaftler, dass die aufgetretenen Stressreaktionen von der Gefechtsintensität sowie Rolle und Status des Soldaten abhingen, aber auch von Gruppenkohäsion, Vertrauen in die Führung, Personalrotation und Identifikation mit der Aufgabe. Außerdem waren die Soldaten innerlich nicht auf diesen Krieg vorbereitet, so dass keine entsprechende soziale Versorgung der Soldaten gewährleistet war.

Aus diesen Erkenntnissen wurde als Therapiemaßnahme, in Anlehnung an die Erfahrungen in den USA, die frontnahe Erholung und Behandlung mit schneller Rückkehr zur Einheit angewendet. Weiterhin wurden auf Divisionsebene Teams von Psychiatern gebildet. Außerdem erfolgte die Einrichtung von speziellen Militärkrankenhäusern zur Behandlung von Soldaten, die unter psychischen Kampfreaktionen litten, Psychiater und Psychologen wurden detailliert aus- und weitergebildet.[68]

Der Libanonkrieg 1982 fand unter völlig anderen Rahmenbedingungen statt. Israel wurde nicht unvorbereitet überrascht, sondern bestimmte selbst Zeitpunkt und Intensität der Gefechte und kämpfte nur an einer Front. Obwohl in den israelischen Streitkräften ein kom-

---

67 Vgl. White, B., 1985, 55, 22–30

68 Belenky, G. L./Tyner, C. F./Sodetz, F. J.: Israeli Battle Shock Casualties 1973 and 1982. Washington 1983, S. 3–8

plettes System zur Behandlung von Gefechtsstressgeschädigten etabliert worden war, betrug die Zahl der durch Gefechtsstress ausgefallenen Soldaten etwa 20 Prozent.

Das Konzept der frontnahen Behandlung sah für Soldaten mit psychischen Reaktionen zunächst eine Versorgung auf Bataillonsebene vor. Trat dort keine unmittelbare Verbesserung ein, wurden die Soldaten zum Advanced Medical Battalion (AMB) verlegt, das sich auf Divisionsebene in einer Entfernung von bis zu 20 Kilometern zur Kampfzone befand. Dort erfolgte eine Behandlung für 48 bis 72 Stunden mit einer anschließenden Rücküberstellung in die Einheit oder dem Weitertransport in weiter rückwärts liegende Behandlungseinrichtungen. Aufgrund der frontnahen Behandlung konnten 60 bis 70 Prozent, teilweise sogar 95 Prozent der Soldaten wieder in ihre Einheiten integriert werden. Soldaten, denen in den ersten beiden Behandlungsstufen nicht entscheidend weitergeholfen werden konnte, stand eine weitere Behandlungsmöglichkeit in einer Combat Fitness Readiness Unit (CFRU) in Zentralisrael zur Verfügung. Das dortige Behandlungsprogramm bestand neben Einzel- und Gruppentherapien aus Gefechtsausbildung und Sport. Nach durchschnittlich 26 Tagen konnten die Soldaten diese Einrichtung wieder verlassen. Obwohl nur wenige erneut in ihre alten Einheiten integriert werden konnten, mussten die Betroffenen nicht weiter behandelt werden.[69]

In einer dreijährigen Follow up-Untersuchung nach dem Libanonkrieg wurden Veteranen einer Einheit mit einer Combat Stress Reaction (CSR) und Veteranen ohne CSR auf das Vorhandensein einer PTBS untersucht. In der CSR-Gruppe litten 59 Prozent der Untersuchten ein Jahr, 56 Prozent zwei Jahre und 43 Prozent drei Jahre nach Beendigung des Krieges unter PTBS-Symptomen, während die Anzahl in der Vergleichsgruppe 16 Prozent, 19 Prozent und neun Prozent betrug.

Falkland

Im Krieg um die Falklandinseln im Jahr 1982 wurde auf britischer Seite zunächst nicht über nennenswerte psychische Kampfreaktionen berichtet. Dies wurde auf die hohe körperliche Fitness der Soldaten zurückgeführt sowie auf die Wechselwirkung zwischen physi-

[69] Vgl. Belenky, G. L./Tyner, C. F./Sodetz, F. J., S. 11–17

scher Fitness und psychischer Stabilität, da fast ausschließlich Elitesoldaten im Einsatz waren. Außerdem wurde auf eine hohe Moral sowie auf eine große Gruppenkohäsion der eingesetzten Soldaten hingewiesen. Das spiegelte sich vor allem darin wider, dass ein offenes Klima herrschte und bei den Soldaten die Gewissheit bestand, dass sich ihre Vorgesetzten um sie kümmern.[70]

30 Jahre nach Ende des Falklandkriegs stellt sich das Bild heute wesentlich vielschichtiger dar. Es wird deutlich, dass aktuell von einer PTBS-Rate von bis zu neun Prozent auszugehen ist. [71] Obwohl die exakten Zahlen traumatisierter Falkland-Veteranen nicht bekannt sind, ist die Annahme realistisch, dass von den etwa 30.000 im Falklandkrieg eingesetzten Soldaten bis zu 2.700 an PTBS leiden. Auffällig ist auch, dass sich bisher über 300 Falklandveteranen das Leben genommen haben – eine Zahl, die die 255 gefallenen britischen Soldaten deutlich übertrifft.

Golfkriege

Nach dem Golfkrieg 1991 wurde eine Studie an 4.264 amerikanischen Soldaten (Gefreiter bis Oberstleutnant) durchgeführt, die in frontnahen Truppenteilen im Einsatz waren. 69 Prozent der Befragten berichteten über aufdrängende unerwünschte Bilder und Gedanken, 37 Prozent über Verdrängen von Gefühlen und 46 Prozent klagten über Reizbarkeit. Soldaten, die tote oder verwundete Kameraden gesehen haben, zeigten eher PTBS-Symptome als diejenigen, die kein solches Erlebnis hatten. Untergebene erzählten eher als Vorgesetzte von Problemen aufgrund traumatischer Erlebnisse. Die Studie stellte fest, dass eine gute Gruppenkohäsion sowie Vertrauen in die Vorgesetzten die Zahl der Stresssymptome verringern kann.[72] 26 Prozent der Soldaten schilderten Symptome, die auf ein PTBS-Risiko hinwiesen.[73]

---

70 Kinzer, S. M.: South Atlantic Conflict 1982. Military Review, USA 1989, S. 31–40

71 Vgl. House of Commons, 18th February 2008

72 Adler, A.: Posttraumatische Stresssymptome bei US-Veteranen des Golfkrieges. In: Walter Reed Army Institute of Research/United States Army Medical Research Unit, Heidelberg 1994, 20, S. 1–2

73 Kirkland, F.: Stress and Psychological Readiness in Post-Cold War Operations. US Army War College Quarterly 1996, 3, S. 3; vgl. Adler, A., S. 1–2

Als Folge dieses Krieges wurde das sogenannte Golfkriegs-Syndrom beschrieben, wobei hierfür die Ursache zunächst im Einsatz von biologischen Kampfstoffen gesehen wurde. Eine Untersuchung an 1.000 erkrankten britischen Soldaten, die am Golfkrieg teilgenommen hatten, ergab, dass folgende Symptome auftraten:

- chronisches Müdigkeitssyndrom (24 Prozent)
- psychiatrische Symptome (19 Prozent)
- Symptome am Muskel- und Skelettsystem (18 Prozent)
- Atembeschwerden (16 Prozent)
- keine Zuordnung zu bekannten psychischen oder somatischen Störungen (39 Prozent)

Bei den psychiatrisch auffälligen Patienten wiesen über die Hälfte der Fälle eine PTBS auf. Ein gemeinsamer Auslöser für die vielfältigen Symptombilder wird für unwahrscheinlich gehalten. Vielmehr geht man von einem sogenannten Nachkriegs-Syndrom aus.[74] Im allgemeinen Sprachgebrauch verwendet man heute den Begriff Golfkriegs-Syndrom. In Veröffentlichungen des King's Centre For Military Health Research[75] wird dargestellt, dass alle Teilstreitkräfte etwa gleichstark betroffen sind und es keinen Unterschied zwischen den unterschiedlichen Einsatzorten (Frontnähe oder rückwärtiger Raum) gibt.

Im Jahr 1999 trat bei drei Prozent der männlichen und acht Prozent der weiblichen Golfkriegsteilnehmer eine PTBS auf. Im Jahr 2003 wurde bei 16 Prozent derjenigen, die aus dem Irak zurückgekehrt waren, eine PTBS festgestellt.[76]

Kriegsinduzierte Traumatisierungen traten im Golfkrieg im Verhältnis von 28 zu 34 psychischer Erkrankungen pro 1.000 Frontsoldaten auf, während die Relation im Ersten Weltkrieg bei 4 zu 1.000 lag.[77] Auch etwa 50 Prozent der Kinder von US-Soldaten, die am Golfkrieg teilgenommen haben, wiesen psychische Probleme (z. B. Traurigkeit, Schlaf- und Konzentrationsstörungen) auf.[78]

---

74 Coker, W./Shatt, B./Blatchley, N./Graham, J.: Clinical findings for the first 1000 Gulf war veterans in the ministry of defense's medical assessment programme. Br Med J, 1999, 318, S. 290–294

75 King's Centre For Military Health Research – A Ten Year Report, September 2006

76 Vgl. House of Commons, 18th February 2008

77 Kaden, B./Gaspar, M./Völker, U./Barth, J.: Die Posttraumatische Belastungsreaktion: Ätiologie, Prophylaxe, Diagnostik und Therapie. Wehrmedizinische Monatsschrift, 2000, Heft 2-3, S. 41–46

78 Lanczik, M.: Psychiatrische Lehren aus dem Golfkrieg. Trägerübergreifendes Fachseminar des VDR, Posttraumatische Belastungsstörung, Bad Pyrmont 08.10.–10.10.2001

Afghanistan und Tschetschenien

Untersuchungen amerikanischer Wissenschaftler haben ergeben, dass die Kampfmotivation weniger von der Ideologie und der Überzeugung von der Rechtmäßigkeit des Kampfes abhängt, sondern in erster Linie von der Gruppensolidarität und der Ergebenheit gegenüber den Werten und Idealen der eigenen primären militärischen Gruppe. Soldaten können somit nach ihrer Entlassung aus den Streitkräften in eine Identitätskrise geraten, die mit dem Verlust der eigenen Identität und des Glaubens an die eigene soziale Bedeutung verbunden ist. Dies schlägt sich insbesondere in den Bereichen nieder, die eine komplexe soziale Interaktion erfordern, wie z.B. Berufstätigkeit oder Intimität.

Forschungen haben ergeben, dass fast die Hälfte der ehemaligen russischen Soldaten, die in Afghanistan bzw. Tschetschenien gekämpft haben, weder in der Gesellschaft noch in der Familie Verständnis fanden. Jeder vierte hatte Kontaktschwierigkeiten im Berufsleben und jeder zweite wechselte bereits drei- bis viermal den Arbeitsplatz. Etwa 30 Prozent der ehemaligen Afghanistankämpfer waren geschieden, etwa 20 Prozent hatten starke Alkoholprobleme und weitere zehn Prozent nahmen Drogen.[79]

In einer weiteren amerikanischen Studie wurden Parallelen und Unterschiede zwischen US-Vietnamveteranen und russischen Afghanistankämpfern untersucht. Dabei stellten sich Übereinstimmungen zwischen beiden Nationen heraus, die wahrscheinlich das Auftreten von PTBS in Schwere und Häufigkeit, ungeachtet von politischen Systemen, beeinflusst haben:

- begrenzte öffentliche Unterstützung
- unklare Kriegsziele und Begründung für den Einsatz
- Teilzeit-Krieg
- unverhältnismäßig viele Kämpfer waren jüngere Männer und gehörten unteren Schichten oder ethnischen Minderheiten an
- Kampf gegen einen tapferen Gegner
- unerwartete Folgen des medizinischen Fortschritts (lebenserhaltende Maßnahmen der Medizin, die das Weiterleben, wenn auch verkrüppelt, ermöglichen)

---

79 Poschidaev, D.: Dve vojny, dve tragedii, ili pogovorim o prodolemach adaptacii utschastnikov boevych dejstvij. Armejskij sbornik, 1997, 2, S. 30–32

- unerwartete kriegsbedingte psychologische Folgen
- bleibende Kriegsfolgen[80]

UN-Einsätze

Nicht nur kriegerische Auseinandersetzungen können verschiedene Formen von Gefechtsstress bei Soldaten zur Folge haben, sondern auch bei UN-Einsätzen zur Friedenserhaltung oder -schaffung wurden solche Symptome sichtbar. Aktuell sind etwa 130.000 Blauhelmsoldaten, Polizisten und Zivilisten im Auftrag der Vereinten Nationen in Friedensmissionen eingesetzt. Alain LeRoy, UN-Beauftragter für Friedensmissionen, stellte fest, dass Einsätze wie im Kongo und im Sudan die Blauhelmsoldaten an den Rand ihrer Möglichkeiten bringen würden. Blauhelme werden häufig eingesetzt, wenn die internationale Gemeinschaft keine politische Lösung für einen Konflikt hat. Diese Soldaten sind dabei oft überfordert, in zu großen Gebieten eingesetzt oder mit falschen Aufgaben betraut. Der ehemalige UN-Generalsekretär Kofi Annan beschrieb dies wie folgt: „There must be a peace to keep".[81]

4

In der UNIFIL-Mission (United Nations Interim Forces in South Lebanon) wurden seit 1978 mehr als 22.000 norwegische Soldaten in Ghaza und im Libanon eingesetzt. Forschungen der Universität Oslo haben ergeben, dass auch während dieser, auf den ersten Blick eher gefahrlosen Einsätze Stress entsteht. 70 Prozent der Soldaten, die später chronische Stressstörungen entwickelten, waren im Einsatz nicht auffällig. Traumatischer Stress entstand durch gezielte Provokationen, Lebensgefahr, durch die Erkenntnis, aufgrund der Rules of Engagement nicht zurückschlagen zu dürfen und durch das Mitansehen von Gräueltaten.[82]

Während der UN-Operation im Kongo kam es bei 3,5 Prozent der schwedischen Soldaten zu so schweren Kampfreaktionen, dass sie nicht mehr weiter eingesetzt werden konnten. Als schlimmster Stress wurde von den UN-Soldaten empfunden, aufgrund ihres Mandats nicht eingreifen zu dürfen, wenn sie Zeuge von Angriffen auf die Zivilbevölkerung wurden.[83]

---

[80] Figley, C. R.: Post-Traumatic Stress Disorder – Similarities between USSR and USA Veterans. In: Medical Corps International, 1989, S. 17–20

[81] Kahlweit, C.: Unmögliche Mission, UN-Blauhelmsoldaten sind oft Teil des Problems – und nicht die Lösung. In: Süddeutsche Zeitung vom 25.02.2009

[82] Sporner, T.: Stress und Stressbewältigung im UN- und humanitären Hilfseinsatz. Wehrmedizin und Wehrpharmazie 1994, 3, S. 92

[83] Weisaeth, L.: Stress bei friedenserhaltenden UN-Einsätzen. In: Sporner, T.: Stressbewältigung und Psychotraumatologie im humanitären Hilfseinsatz. Beta Verlag, Bonn 1997, S. 113–125

Balkan

Zwischen 1992 und 1995 wurden während des Krieges auf dem Balkan über 250.000 Menschen getötet. Der Großteil davon waren Zivilisten. Nach Schätzungen von UNICEF (United Nations Children's Fund) waren 80 Prozent der Opfer Frauen und Kinder.

In Kroatien wird der Anteil der psychisch geschädigten ehemaligen Soldaten mit 31 bis 37 Prozent angegeben. Über die Langzeitfolgen der traumatisierten Soldaten im ehemaligen Jugoslawien liegen bisher noch keine verlässlichen Zahlen vor. Es ist jedoch eine hohe Suizidrate unter den Veteranen zu verzeichnen. Nach Angaben spezialisierter serbischer Psychiater sind selbst die schlimmsten Kriegsverbrecher nicht vor Schuldgefühlen gefeit.[84]

Irak und Afghanistan

Untersuchungen im Jahr 2007 haben ergeben, dass etwa fünf Prozent des 2.700 Soldaten umfassenden kanadischen Kontingents in Afghanistan unmittelbar nach Einsatzende unter einer PTBS litten.[85] Aus Großbritannien liegen noch keine exakten Zahlen über potenzielle PTBS-Opfer aus den Einsätzen im Irak und Afghanistan vor. Gleichwohl macht man sich im britischen Unterhaus darüber Gedanken, dass sich entsprechend der möglichen Auftretenswahrscheinlichkeit von PTBS bei Soldaten nach einem Einsatz von neun Prozent, bei etwa 9.000 der 100.000 britischen Soldaten, die bisher im Irak und in Afghanistan eingesetzt waren, eine PTBS entwickeln könnte.[86]

Bei den amerikanischen Streitkräften wurden zwischen März 2003 und Juli 2005 6,4 Prozent der im Irak und 7,2 Prozent der in Afghanistan eingesetzten Soldaten aus psychiatrischen Gründen aus dem Einsatz evakuiert.[87]

---

[84] Bastic, J.: Nichts als Leere. Auszüge aus den Gesprächen der bosnischen Journalistin Jasna Bastic mit Anton Golik, einem ehemaligen Major der kroatischen Armee, 06.10.1998

[85] The Canadian Press vom 29.10.2007

[86] Vgl. House of Commons, 18th February 2008

[87] Combat Stress: Posttraumatic Stress Disorder in the Military – Identification, Diagnosis, and Intervention. Joint Center for Operational Analysis (JCOA) Journal, 2007

Eine Untersuchung an insgesamt 289.328 US-amerikanischen Armeeangehörigen, die von 2002 bis 2008 im Irak oder in Afghanistan eingesetzt waren, ergab:

- 21,8 Prozent litten an einer PTBS.
- 17,4 Prozent litten an einer Depression.
- 36,9 Prozent litten an einer anderen psychischen Erkrankung.
- Soldaten nach Kampfeinsatz und im Alter von etwa 25 Jahren wiesen die höchsten Raten an PTBS, Drogen- oder Alkoholmissbrauch auf.[88]

4

Bundeswehr

Die Bundeswehr nimmt inzwischen seit über 20 Jahren an Auslandseinsätzen teil. In dieser Zeit ist nach offiziellen Angaben nur eine geringe Zahl von Soldaten, die an einem Auslandseinsatz beteiligt waren, an PTBS erkrankt. Dies wird auf die gute Ausbildung und den Umgang mit diesem Thema zurückgeführt. Bis zum Jahr 2006 waren nur etwa 700 Soldatinnen und Soldaten im Zusammenhang mit PTBS nach Auslandseinsätzen behandelt worden: weniger als ein Prozent der über 250.000 Soldaten der Bundeswehr, die bis dahin an Auslandseinsätzen teilgenommen haben.[89]

In den darauffolgenden Jahren hat sich die Zahl der an einer PTBS leidenden Soldaten von Jahr zu Jahr deutlich erhöht. Aktuell erleiden etwa drei Prozent der in Afghanistan eingesetzten Soldaten eine PTBS.

PTBS-Behandlungen in der Bundeswehr nach Einsatzgebiet und Jahr

Einsatzgebiet	1996–2003	2004	2005	2006	2007	2008	2009	2010	2011	2012
KFOR	213	12	38	24	12	19	42	43	51	88
EUFOR	105	4	8	4	7	–	6	–	–	–
ISAF	30	84	75	55	130	226	418	557	759	948
Sonstige								129	112	107
Gesamt	348	100	121	83	149	245	466	729	922	1143

[88] Vgl. Lukowski, T.

[89] Deutscher Bundestag, 16. Wahlperiode, Bundestags-Drucksache 16/8200, 04.03.2008. Unterrichtung durch den Wehrbeauftragten des Deutschen Bundestages, Jahresbericht 2007 (49. Bericht)

Im Jahr 2012 wurden 194 Fälle einer PTBS als Neuerkrankung in den Bundeswehrkrankenhäusern behandelt. Hinzu kamen 949 Patientenkontakte im Rahmen von Weiterbehandlungen, also insgesamt 1.143 Behandlungen. 2011 gab es 194 Neuerkrankungen und 728 Weiterbehandlungen.

Die Bundeswehr führt die steigende Zahl von Behandlungen auf stärkere Belastungen im Einsatz, eine wachsende Zahl von Soldaten mit belastenden Erfahrungen, die lange Dauer von Therapien sowie eine größere Offenheit im Umgang mit dem Thema zurück.[90]

Weitere Einzelheiten zu den Ergebnissen der Untersuchung der Bundeswehr „Traumatische Ereignisse und posttraumatische Belastungsstörungen bei im Ausland eingesetzten Soldaten" finden Sie in Kapitel 2.

Auch wenn diese Entwicklung bereits einen gewissen Trend erkennen lässt, warnt der Wehrbeauftragte des Deutschen Bundestags davor, diese Zahlen als allein verlässliche Grundlage anzusehen. Er weist darauf hin, dass Expertenschätzungen zufolge die Dunkelziffer der an PTBS erkrankten Soldaten etwa viermal höher liegt und Wehrpsychologen vermuten, dass sich viele Soldaten nach wie vor stigmatisiert fühlen, wenn sie sich psychologisch behandeln lassen.

Die Zahl der genehmigten Präventivkuren erhöhte sich im Jahr 2010 auf 3.099. Die dreiwöchigen Kuren dienen belasteten Soldaten ohne Anzeichen einer therapiepflichtigen Erkrankung zur Regeneration. Diese Möglichkeit der Vorbeugung besteht seit dem Jahr 1999. Neben gruppenpsychotherapeutischen Sitzungen umfassen die Kuren u. a. ein Training der psychischen und sozialen Kompetenz, Einzelberatungen, Entspannungstherapien, physische Aktivitäten sowie Ruhe- und Erholungsphasen.[91]

Auch die mehrfache Teilnahme an Auslandseinsätzen scheint die Gefahr, an einer PTBS zu erkranken, zu erhöhen. Nach Angaben der amerikanischen Army Study of Mental Health traten bei Unteroffizieren nach ihrem ersten Irakeinsatz bei zwölf Prozent, nach dem zweiten bei 18,5 Prozent und nach dem dritten bzw. vierten Irakeinsatz bei 27 Prozent PTBS-vergleichbare Symptome auf.[92]

---

90 Bundesministerium der Verteidigung (https.//www.bundeswehr.de → Einsätze → Belastungsstörungen → Stand und Maßnahmen → Aktuelle Zahlen) (Abruf am 03.09.2013)

91 Bundesministerium der Verteidigung. Sanitätsdienst, 10.01.2011, Bonn/München (http://www.sanitaetsdienst-bundeswehr.de/portal/a/sanitaetsdienst) (Abruf am 03.09.2013)

92 Shanker, T.: U.S. Army worried by rising stress of return tours to Iraq, International Herald Tribune, 06.04.2008

Auftreten bei anderen Risikogruppen

Epidemiologische Studien haben gezeigt, dass in der Allgemeinbevölkerung etwa fünf bis neun Prozent der Männer und etwa doppelt so viele Frauen im Laufe ihres Lebens an einer PTBS infolge eines Traumas erkranken.[93]

Bestimmte Berufsgruppen sind aufgrund ihres Einsatzspektrums jedoch besonders gefährdet und werden, z. B. im Rettungsdienstalltag, oft mit Situationen konfrontiert, die als traumatisch erfahren werden können, im Extremfall sogar mehrmals täglich. Die Belastungen in Stress auslösenden Situationen können durch ungünstige Bedingungen wie Lärm, große Menschenansammlungen, unbekannte Orte, Zeitdruck, aber auch Überforderung und Überlastung noch verstärkt werden.[94]

Wichtig: Diese potenziellen Auslöser müssen nicht zwangsläufig zu einer PTBS führen. Ein Ereignis wird von einem Betroffenen dann als überwältigend empfunden, wenn er sich diesem Ereignis sowohl physisch und als auch psychisch nicht entziehen kann.

Bestimmte Berufsgruppen sind aufgrund ihres Einsatzspektrums besonders gefährdet. Studien haben gezeigt, dass fast alle Polizeibeamten von extrem belastenden Einsätzen berichteten und im Vergleich zur Allgemeinbevölkerung häufiger mit potenziell traumatisierenden Ereignissen konfrontiert sind. Das Risiko bei Polizeibeamten, berufsbedingt mit einem traumatischen Erlebnis konfrontiert zu werden, wurde in einer Studie mit 100 Prozent eingeschätzt.[95] Über 70 der 100 befragten Polizeibeamten haben Gefühle wie Angst, Entsetzen oder Hilflosigkeit nach belastenden Ereignissen erlebt.[96] Bei einer an bayerischen Polizisten durchgeführten Studie haben bis zu

---

93 Psychiatriegespräch Forum für Psychiatrie und Psychotherapie: Posttraumatische Belastungsstörung (PTSD) und andere Folgen von Traumatisierungen: „Die Punktprävalenz liegt bei 5–10 Prozent. Die Lifetime-Prävalenz der Erkrankung liegt bei Männern zwischen 5–9 Prozent und bei Frauen doppelt so hoch bei 10–18 Prozent. In Risikopopulationen (Vertriebene, Emigranten etc.) liegen die Prävalenzzahlen deutlich höher." http://www.psychiatriegespraech.de/psychische_krankheiten/ptsd/ptsd_epidemiologie.php (Abruf am 20.05.2011)

94 Bindmann, F.: Posttraumatisches-Stress-Syndrom, Martin-Luther-Universität Halle-Wittenberg, Diplomarbeit am Institut für Gesundheits- und Pflegewissenschaft, 2003

95 Lenke, S./Remke, S.: Einflussfaktoren auf das Entstehen von Psychotraumen nach polizeilichen Extremereignissen. „Im Vergleich zu anderen Studien auf dem Gebiet berufsbedingter Traumatisierung, sind diese Ergebnisse leider nicht überraschend", Kriseninterventionsteam Leipzig e. V., Vorträge aus KIT-Kreisen, 2007, www.kit-leipzig.de (Abruf am 03.09.2013)

96 http://www.trauma-informations-zentrum.de/infos/betroff/polizei_l.htm#latscha (Abruf am 27.06.2011)

neun Prozent (bei 104 Befragten) der meist jahrelang berufstätigen Polizisten eine PTBS entwickelt. Sechs von 52 befragten Polizisten mit einer PTBS mussten im Dienst ihre Schusswaffe einsetzen. In elf von 100 Fällen konnte ein verzögerter Beginn der PTBS-Symptomatik beobachtet werden, das heißt die typischen Beschwerden traten erst längere Zeit nach dem Ereignis auf.[97]

Auch bei anderen Risikogruppen wie z. B. Intensivpflegern (41 Prozent) oder Angehörigen von Rettungsdiensten (36 Prozent) tritt eine PTBS in höherer Prozentzahl auf. Bei Einsatzkräften der Berufsfeuerwehr in Rheinland-Pfalz zeigte fast jeder Fünfte (über 18 Prozent) eine ausgeprägte PTBS-Symptomatik sowie weitere psychische Auffälligkeiten. Nur ein Viertel aller Einsatzkräfte der Berufsfeuerwehr wies keine relevanten psychischen Auffälligkeiten auf. Darüber hinaus wurde kein statistisch bedeutsamer Unterschied in der Auftretenshäufigkeit von PTBS-Symptomen zwischen einzelnen Funktionen innerhalb einer Berufsfeuerwehr nachgewiesen. Belastungssymptome waren nicht nur bei den Einsatzkräften, sondern auch bei den Leitstellendisponenten aufgetreten. Selbst bei Feuerwehrangehörigen, die ausschließlich mit Verwaltungsaufgaben betraut waren, wurden keine geringeren posttraumatischen Belastungen als bei den Kollegen in den anderen Aufgabenbereichen nachgewiesen.

Eine weitere Studie belegte, dass die Wahrscheinlichkeit, an PTBS zu erkranken, in Abhängigkeit von Berufserfahrung (in Jahren) und Häufigkeit der belastenden Ereignisse anstieg.[98]

Auch Lokführer gehören zum PTBS-gefährdeten Personenkreis. In Deutschland ereignen sich jährlich bis zu 1.000 Suizide im Bereich der Eisenbahn, so dass etwa fünf Prozent aller Lokführer jährlich mit einem Suizid konfrontiert werden. Statistisch gesehen überfährt somit jeder Lokführer während seines Berufslebens zwei bis drei Menschen.[99]

---

[97] Latscha, K.: Belastungen bei Polizeivollzugsbeamten: Empirische Untersuchung zur Posttraumatischen Belastungsstörung bei bayerischen Vollzugsbeamten/-innen. Dissertationsarbeit Ludwig-Maximilians-Universität München 2005

[98] http://www.rettungsdienst-interaktiv.de/9.php (Abruf am 03.09.2013)

[99] Universität zu Köln, 30.10.2003; http://www.uni-protokolle.de/nachrichten/id/24727/; MDK Forum 2/2010 Posttraumatische Belastungsstörung – Von der Katastrophe verfolgt, http://www. mdk.de/1866.htm (Abruf am 16.05.2011)

PTBS erkennen

Anerkennung der PTBS als Krankheit

Die vielen Diskussionen, Publikationen oder Dokumentationen erwecken möglicherweise den Eindruck, dass die PTBS eine Erscheinung der Gegenwart ist. Seelische Verletzungen infolge traumatischer Erlebnisse haben häufig, je nach Art des Traumas, gravierende Folgeerscheinungen, die schon vor vielen Jahren beobachtet wurden. So wurde der Begriff der „traumatischen Neurose" schon im 19. Jahrhundert geprägt und im Ersten Weltkrieg weiterentwickelt.

Historischer Abriss

5

Bereits in Schriften des Altertums ist von Symptomen zu lesen, die denen einer posttraumatischen Belastungsstörung entsprechen. So berichtete bereits Homer in seinem Ilias-Epos von einem Syndrom infolge von Kriegserlebnissen, den Folgen eines Kriegstraumas sowie deren Überwindung. Jonathan Shay beschrieb, dass Achilles, der bedeutende Held der Griechen, im Kampf gegen Troja psychotraumatische Symptome entwickelte, die den heutigen sehr ähnlich sind. So wies Achilles einen Ausnahmezustand auf, der durch den Verlust von Furcht und jedem Gefühl eigener Verletzlichkeit, mangelnder Rücksicht auf die eigene Situation, der Entwicklung übermenschlicher Kraft, Wut und Grausamkeit ohne Einhaltung der Unterscheidungsfähigkeit sowie durch Übererregbarkeit des autonomen Nervensystems geprägt war. Dieser Ausnahmezustand des Helden begann mit einer Verletzung von Regeln und Gebräuchen, die im damaligen Griechenland heilig waren. Ähnliches schrieb Shay kriegstraumatisierten Vietnamveteranen zu. Der Entwicklung einer späteren posttraumatischen Belastungsstörung ging der Verstoß gegen geschriebene oder ungeschriebene Regeln selbst in Kriegszeiten, in denen sonst gültige Normen und Regeln oft außer Kraft gesetzt sind, voraus.

Im 19. Jahrhundert lagen schon Erkenntnisse vor, dass nach Extrembelastungen infolge von Naturkatastrophen, schweren Unfällen und vor allem kriegerischen Auseinandersetzungen ernsthafte psychische Schäden auftreten können.[100]

[100] Shay, J. (Hrsg.): Achill in Vietnam. Kampftrauma und Persönlichkeitsverlust. Hamburger Edition, Hamburg 1998

Jacob Mendes Da Costa und Hermann Oppenheim

Die wechselvolle Geschichte der PTBS bis zur Aufnahme in den Diagnosekatalog psychischer Erkrankungen begann mit den Beschreibungen von Jacob Mendes Da Costa 1871.[101] Unter den Begriffen „effort syndrom" bzw. „irritable heart" stellte er ein psychovegetatives Syndrom amerikanischer Bürgerkriegssoldaten als Folge von außergewöhnlichen traumatischen Erlebnissen dar.[102] Nach Untersuchungen an Eisenbahn- und Arbeitsunfällen wurde 1888 durch den Neurologen Hermann Oppenheim der Begriff der „traumatischen Neurose" geprägt. Hierbei wurde davon ausgegangen, dass nicht-entzündliche mikrostrukturelle Hirnveränderungen ursächlich das Krankheitsbild bestimmen und es für die psychische Symptomatik eine organische Ursache (z. B. im Gehirn) gibt.[103] Zunächst sahen Nervenärzte im Zusammenhang mit Kriegen psychische Reaktionen der Soldaten auf Kriegserlebnisse.

Pierre Janet

Ein Wegbereiter zum Verständnis der posttraumatischen Belastungsstörung war der französische Psychiater Pierre Janet, der vor mehr als 100 Jahren ein erstes Konzept dieser Störung erarbeitete. Bereits 1889 stellte er fest, dass „vehemente Emotionen die geeignete Beurteilung von angemessenen Verarbeitungsmechanismen stören."[104] Dissoziationen sah er als Folge einer Überforderung des Bewusstseins bei der Verarbeitung überwältigender traumatischer Erlebnisse an. Erstmals beschrieb Janet Gedächtnisstörungen, die mit einem Trauma verbunden waren.[105] Seine Entdeckung, dass traumatische Erfahrungen, die nicht in Worte gefasst werden können, sich in körperlichen Reaktionen, Bildern und Verhalten äußern, ist auch heute noch von Bedeutung und Bestandteil in Diagnostik und Therapie. So ist es sein Verdienst, eine Theorie über Gedächtnisstörungen sowie eine Reinszenierung des Traumas auf verschiedenen Ebenen aufgestellt zu haben.

---

[101] Andreasen, N.: Posttraumatic stress disorder. In: Kaplan, H. I./Sadock, B. J. (Eds.): Textbook of Psychiatry. 1985, vol. 1, 4th edn. Williams & Williams, pp 918–924

[102] Harrison, T.: Principles of internal medicine., 9th edn. McGraw Hill, Auckland 1980

[103] Oppenheim, H.: Die traumatischen Neurosen: nach den in den letzten fünf Jahren gesammelten Beobachtungen. Hirschwald, Berlin 1899

[104] van der Kolk, B. A./Brown, P./van der Hart, O.: Journal of Traumatic Stress, 1989, 4, S. 365 ff. zu P. Janets L'automatisme Psychologique

[105] Janet, P.: L'automatisme psychologique: Essai de la psychologie expérimentale sur les formes inférieures de l'activité humaine. Félix Alcan, Paris 1889; Janet, P.: L'Amnesie et la dissociation des souvenirs par l'emotion. Journal Psychol, 1904, 4, S. 417–453

Adolf von Strümpell

Zunehmend erfolgte eine Abkehr vom Versuch eines organischen Erklärungsmodells. Stattdessen ging man von einer psychogenen Ursache der Störung aus, da die Schilderung der Symptome und deren Ausprägung häufig nicht mit der zu erwartenden Symptomatik übereinstimmten. Ursache dafür war u. a. auch, dass nach der Einführung der Rentenversicherung durch Bismarck den Unfallopfern eine Aggravation oder Simulation unterstellt wurde, um eine Rente zu erhalten. 1895 wurde von dem Internisten Adolf von Strümpell der Begriff der „Begehrensvorstellung" geprägt, welcher teilweise bis heute noch in Gutachterverfahren verbreitet ist und sich nicht günstig für die Betroffenen auswirkt.[106] Somit wurden nur die akute Angst- und Schreckreaktion als direkte Folge eines Traumas angesehen, wohingegen psychische Dauerschäden nicht anerkannt wurden. Traten psychische Auffälligkeiten nach einem Trauma auf, wurden diese als Zweckreaktionen oder Rentenneurose angesehen, die einen Krankheitsgewinn zum Ziel hatten.

Im Ersten Weltkrieg kam es bei Frontsoldaten nach dem Einsatz sogenannter „neuer" Waffen (Granaten) häufig zu einem Schütteltremor, der mit der Möglichkeit verbunden war, vom Militärdienst freigestellt zu werden, so dass diese posttraumatische Reaktion auch als „shell shock" bezeichnet wurde. Im Zweiten Weltkrieg trat dieses Symptom sehr selten auf, da diesem nunmehr kein Krankheitswert mehr zugeschrieben wurde. Es lässt sich aus diesen Divergenzen ableiten, dass soziokulturelle Einflüsse (z. B. Bewertung der Symptomatik durch Ärzte bzw. Bevölkerung) sowie die geltenden gesetzlichen und versicherungstechnischen Gegebenheiten mit der Hoffnung auf Entschädigung eine große Bedeutung im Hinblick auf die Ausprägung der Symptomatik hatten und gegenwärtig auch haben.[107] Da nunmehr die posttraumatischen Symptome allein auf psychische Erlebnisse zurückgeführt wurden, kam es 1915 zu einer Ablehnung der These von Hermann Oppenheim, dass auch noch nicht nachweisbare organische Schädigungen für das Krankheitsbild infrage kommen.

---

106 van der Kolk, B. A./Brown, P./van der Hart, O.: S. 365 ff.

107 von Bayer, W./Häfner, H./Kisker, K.: Psychiatrie der Verfolgten: Psychopathologische und gutachterliche Erfahrungen an Opfern der nationalsozialistischen Verfolgung und vergleichbarer Extrembelastungen. Springer, Berlin, Göttingen, Heidelberg, New York 1964; Tölle, R.: Psychiatrie. Springer, Berlin, Heidelberg, New York 1988

Sigmund Freud

Der Begründer der Psychoanalyse, Sigmund Freud, sah eine traumatische Situation vorliegen, wenn auf das „Ich“ von außen Erregungen einstürzen, die so stark sind, um „das Reizschild zu durchbrechen“.[108] Dabei geht Freud davon aus, dass in solchen Situationen das „Ich“ von Außenreizen überschwemmt werde und dadurch die bisher erreichte Adaptation gestört sei. Weiterhin kehre das Individuum zu früheren Abwehrmechanismen zurück, indem es zu einer zwanghaften Wiederholung der traumatischen Situation komme. So äußerte sich Freud, „dass es bei ‚traumatischer' Hysterie der Unfall ist, welcher das Syndrom hervorgerufen hat ... und wenn bei hysterischen Anfällen den Äußerungen der Kranken zu entnehmen ist, dass sie in jedem Anfall immer wieder denselben Vorgang halluzinieren, der die erste Attacke hervorgerufen hat“. Weiterhin schreibt Freud, „dass bei der traumatischen Neurose nicht die geringfügige körperliche Verletzung die wirksame Krankheitsursache, sondern der Schreckaffekt das psychische Trauma“ ist.[109]

Im Gegensatz zum heutigen Krankheitskonzept der posttraumatischen Belastungsstörung wurden jedoch frühkindliche Triebkonflikte als ätiologischer Faktor dafür angesehen, wie der Erwachsene auf eine belastende Situation reagiert. Die aktuelle traumatische Situation wurde nicht als ausreichende Ursache der Störung anerkannt.

Iwan Petrowitsch Pawlow

Der Mediziner und Psychologe Iwan Petrowitsch Pawlow stellte in seinen Arbeiten die Reflexantwort ins Zentrum seiner Überlegungen.[110] Auf bestimmte Reize reagiert der menschliche Organismus automatisch mit einer reflexartigen Antwort. Wenn man beispielsweise ein schmackhaftes Essen vor sich stehen sieht, beginnt im Mund eine erhöhte Speichelproduktion, da der Reiz (Nahrung) und die damit verbundene Reaktion (Speichelfluss) des Verdauungssystems von nichts anderem abhängig ist und somit automatisch abläuft. Diese Reaktion bezeichnete Pawlow als unbedingten Reflex (UR), da sie

108 Freud, S.: Jenseits des Lustprinzips. Internationaler Psychoanalytischer Verlag, Leipzig, Wien, Zürich 1921

109 Breuer, G./Freud, S.: Über den psychischen Mechanismus hysterischer Phänomene. In: Freud, S. (Hrsg.): Gesammelte Werke, Erster Band, S. Fischer Verlag, Frankfurt am Main 1952, S. 81–89

110 van der Kolk, B. A./Saporta, J.: Biological Response to Psychic Trauma. In: Wilson, J. P./ Raphael, B. (Eds.): International Handbook of Traumatic Stress Syndromes. Plenum Press. New York 1993, S. 25–33

nicht von Erfahrungen oder vorherigen Lernvorgängen abhängig ist. Dieser Reiz wird auch als unkonditionierter Stimulus (US) bezeichnet. Ein neutraler Reiz (NR) hingegen löst keine spezifischen Reaktionen aus. Pawlow begann nun in seinem Experiment mit einem Hund, das Anbieten von Nahrung mit einem Glockenton als neutralen Reiz zu koppeln. Nach mehreren Wiederholungen (Lernvorgängen) löste der Glockenton einen Speichelfluss aus, auch wenn keine Nahrung angeboten wurde. Aus dem konditionierten Stimulus (CS, erlernter Reiz) entwickelte sich eine konditionierte Reaktion (CR, erlernte Reaktion). Somit löste der Glockenton (ursprünglich neutraler Reiz) nach mehreren Lerndurchgängen eine sogenannte konditionierte (gelernte) Reaktion aus, da durch eine Verbindung zwischen den beiden dargebotenen Reizen aufgrund von Lernvorgängen eine Reizkopplung eingetreten ist.[111] Diese Kopplung von Reizen kann auf viele andere Situationen übertragen werden.

Bei sehr gravierenden Ereignissen (z. B. Trauma) kann bereits eine einmalige Kopplung eine bedingte Reaktion auf einen vormals neutralen Reiz (z. B. Geräusche, Aussehen von Personen, Gerüche) hervorrufen. Durch diese Kopplung können emotionale, gedankliche oder körperliche Prozesse durch vormals neutrale Reize ausgelöst werden, wenn diese Stimuli im Zusammenhang mit der traumatischen Erfahrung gestanden haben.[112]

Beispiel:

Einsatzkräfte erleben häufig Brandgeruch. Der vormals neutrale Geruch wird mitunter mit erlebten traumatischen Situationen (z. B. im Einsatz) gekoppelt und löst Reaktionen wie Entsetzen, Angst, Herzklopfen, Schweißausbruch usw. aus. Ein normaler Geruch z. B. beim Grillen oder Lagerfeuer kann so zu heftigen und teilweise nicht erklärbaren Reaktionen führen, wenn eine Kopplung zu erlebten traumatischen Situationen eingetreten ist.

Abraham Kardiner

Im Zweiten Weltkrieg traten bei Soldaten vielschichtige neurovegetative Symptome auf, die nunmehr als krankhafte neurotische Reaktion angesehen wurden. Dabei kam es zu einer deutlichen Abgren-

111 http://www.lern-psychologie.de/behavior/pawlow.htm (Abruf am 03.09.2013)

112 Ehlert, U.: Verhaltensmedizin. Springer Verlag Berlin, Heidelberg, New York, 2003, S. 96–98

zung sowohl zu organischen Schädigungen als auch zur Simulation, die während des Ersten Weltkriegs sowie danach vertreten wurden. Der Psychiater Abraham Kardiner beschrieb 1941 anhand seiner Untersuchungen bei US-Soldaten, die im Zweiten Weltkrieg gegen Japan und Deutschland kämpften, die „physioneurosis". Hier stellte er die enge Verknüpfung von physischen und psychischen Reaktionen auf eine traumatische Situation dar. Erstmals wurde posttraumatischer Stress systematisch definiert.

Kardiner entwickelte fünf prinzipielle Faktoren der posttraumatischen Belastungsstörung:

1. Persistenz der Schreckantwort und Irritabilität
2. Neigung zum explosiven Ausbruch von Aggressionen
3. Fixation auf das Trauma
4. Einengung des allgemeinen Niveaus des Funktionierens
5. Atypisches Traumerleben

Darüber hinaus formulierte Kardiner ein Syndrom der Folgeerscheinungen. Diese Charakterisierung stellte in vielen Punkten den Vorläufer des heutigen Konzepts der PTBS dar. Er sah in der Symptomatik eine Form des Anpassungs- und Bewältigungsversuchs und wies auf die Bedeutung hin, den Sinn hinter der Symptomatik zu ergründen, um die Folgeerscheinungen richtig einordnen zu können. Für die Störung wurden von ihm folgende Leitsymptome aufgeführt:

1. „Schrumpfen oder Einengung des Ich's"
2. Verlust der inneren Ressourcen oder energetisches Verarmen
3. „Desorganisation" (entspricht dem Strukturverlust/evtl. auch der Dissoziation)

Kardiner beschrieb Symptome wie Ermüdungserscheinungen, Lustlosigkeit, Depression, schreckhafte Reaktionen, wiederkehrende Albträume, Ängste und mit dem Trauma zusammenhängende situationsbezogene Phobien, impulsives Verhalten, Unbeständigkeit der zwischenmenschlichen Beziehungen sowie die Neigung zu Misstrauen, Verdächtigungen und Ausbrüche von Wut und Gewalt. Als das zentrale Element sah Kardiner die Schreckreaktion als Folge eines klassisch konditionierten Reflexes an.[113]

[113] Kardiner, A./Spiegel, H.: The traumatic neuroses of war. Hoebner, New York 1947

Amy Adler

Differenzierter wurden die psychischen Störungen nach einem Trauma durch Amy Adler dargestellt, die zwei Formen von posttraumatischen Neurosen unterschied. Zum einen ging sie von einer posttraumatischen Neurose nach einem eher banalen Stressereignis aus, wobei hier vorbestehende Konfliktkonstellationen sowie soziale Faktoren beim Verlauf der Störung eine entscheidende Rolle spielen. Zum anderen grenzte sie davon eine Form der posttraumatischen Neurose ab, die nach einem schweren Trauma auftrat und bei fast jedem Menschen zu psychischen Störungen führen kann. Zudem führte Adler den Begriff „terrifying event" (schreckliches Ereignis) ein, womit sie auf einen bestimmten Schweregrad der Stressoren verwies.[114] Auch heute noch wird diesem Punkt eine große Bedeutung zugeschrieben. Im jetzigen Konzept der posttraumatischen Belastungsstörung muss ein Ereignis vorliegen, welches außerhalb der üblichen menschlichen Erfahrung liegt.[115]

Nach dem Untergang des Dritten Reichs und des Nationalsozialismus wurde es erforderlich, sich mit den Folgen von Konzentrationslagerhaft sowie von rassistischer und politischer Verfolgung auseinanderzusetzen. Opfer wiesen bei Nachuntersuchungen infolge der langandauernden extremen Belastung depressive, vegetative, ängstlich-phobische sowie asthenische (matt, kraftlos) Syndrome auf, die einen chronischen Verlauf angenommen hatten. Diese Symptomatik wird nicht durch einen Krankheitsgewinn aufrechterhalten.[116] Da es nun zu einer enormen Zahl an Geschädigten kam, war eine neue und umfangreiche Form der Hilfe und Entschädigung erforderlich.[117]

Hans Selye und Richard Lazarus

Ein weiteres Modell zum Verständnis der posttraumatischen Belastungsstörung stellt das Stressmodell des Endokrinologen Hans Selye (1936) dar. Er ging davon aus, dass sowohl psychische als auch phy-

---

114 Adler, A.: Two different types of post-traumatic Neuroses. *Am J Psychiatry*, 1945, 102, S. 237–240

115 Vgl. Sass, H./Wittchen, H.-U./Zaudic, M. (Hrsg.), 1996

116 Vgl. von Baeyer, W./Häfner, H./Kisker, K./Peters, U. H./Faust, V.: Das Überlebenden-Syndrom. In: Faust, V. (Hrsg.): Psychiatrie – Ein Lehrbuch für Klinik, Praxis und Beratung. Gustav Fischer Verlag, Stuttgart, Jena, New York 1995, Kapitel 39, S. 525–535

117 Kolle, K.: Die Opfer der nationalsozialistischen Verfolgung in psychiatrischer Sicht. Nervenarzt, 1958, 29, S. 148–158

sische Stressoren gleichermaßen ein sogenanntes Adaptationssyndrom bedingen. Dieses ist in drei Phasen eingeteilt:

- Alarmreaktion
- Anpassungsreaktion und Resistenz
- Erschöpfung

In den einzelnen Phasen treten typische psychophysische Reaktionen auf. Von dieser etwas schematischen Darstellung weichen neuere Stresstheorien ab, indem als weitere Einflussgrößen persönlichkeitsspezifische Verarbeitungsmechanismen sowie verfügbare soziale Unterstützungen angesehen werden.[118] Innerhalb der nordamerikanischen Stressforschung wurde aufgrund des Modells von Selye die Stressforschung in Form des „behavioristischen Reiz-Reaktions-Modells" fortgesetzt. Hierbei bewirkt der Stressor unmittelbar eine Stressreaktion bzw. Krankheit, vernachlässigt aber die Subjekt-Objekt-Beziehung im Erleben von Stress und Trauma.

Ein differenzierteres Konzept der Beziehung von Subjekt und Umwelt kommt in dem „transaktionellen Stresskonzept" von Lazarus zum Ausdruck.[119] In diesem Konzept wurden subjektive „Vermittlungsgrößen" (Bewältigungsmechanismen, Abwehrprozesse) berücksichtigt, da Organismus und Umwelt sich aufeinander beziehende Größen darstellen.

Die Rolle der Lerntheorie beim Konzept der PTBS

Zum weiteren Verständnis der PTBS trug die Lerntheorie bei, die die Rolle von klassischer Konditionierung (siehe auch Pawlow) und Vermeidungsverhalten bei dieser Störung hervorhob. Diese Symptome werden auch in den heutigen Klassifikationssystemen bei der PTBS beschrieben, wobei insbesondere die Vermeidung sowie das reflexhafte Auftreten verschiedener Reaktionen (z. B. körperliche Empfindungen, übertriebene Schreckhaftigkeit) in diesem Zusammenhang hervorzuheben sind.[120] Die Lerntheorie geht davon aus, dass es bei einem traumatischen Ereignis (unkonditionierter Stimulus – UCS) zunächst zu einer unkonditionierten und reflexhaften Reaktion (UCR)

[118] Selye, H.: The stress of life. McGraw-Hill, New York 1976

[119] Lazarus, R. S./Folkman, S.: Stress, apparaisal and coping. Springer Verlag, New York 1984

[120] Vgl. Sass, H./Wittchen, H.-U./Zaudic, M. (Hrsg.), 1996

kommt, was zu vegetativen sowie emotionalen Symptomen (vorrangig Angst) führt. Resultat einer Generalisierung und Kopplung verschiedener Situationen an das Trauma kann im weiteren Verlauf durch einen konditionierten Stimulus (CS) das Auftreten eben dieser emotionalen und vegetativen Reaktionen (CR) als Folge einer klassischen Konditionierung haben. Daraus folgt, dass zunächst neutrale Stimuli (z. B. schussähnliche Geräusche, Uniformen bei Soldaten) sowohl Erinnerungen an traumatische Situationen als auch die damit verbundenen Reaktionen wiederbeleben. Um das zu verhindern, werden von den Betroffenen jene Situationen vermieden, die in irgendeiner Form mit den traumatischen Ereignissen in Verbindung stehen könnten. Dieses Verhalten führt zu erheblichen Tendenzen des sozialen Rückzugs sowie der Isolation, da klassisch konditionierte Angst stark generalisieren kann. Somit stellen sozialer Rückzug sowie Isolation typische Vermeidungstendenzen dar, die ein wesentliches Kriterium der PTBS im heute gültigen DSM-IV sind. Diese theoretischen Überlegungen fanden in vielen Untersuchungen ein psychophysiologisches Korrelat.[121] Aufgrund der engen Verbindung zwischen der PTBS und den Angststörungen wird die PTBS auch als Unterkategorie der Angststörungen geführt.

Aufnahme im DSM-III

Es dauerte jedoch noch etliche Jahre, bis die Diagnose der Posttraumatischen Belastungsstörung in die verschiedenen Klassifikationssysteme psychischer Störungen aufgenommen wurde. Erst mit dem DSM-III (**D**iagnostic and **S**tatistic **M**anual of Mental Disorders, 1980), den diagnostischen Kriterien und Differentialdiagnosen des Diagnostischen und Statistischen Manuals Psychischer Störungen, wurde die Diagnose aufgeführt. In der Erforschung des Störungsbilds spielten insbesondere die Studien an Vietnamveteranen eine große Rolle. Viele Untersuchungen haben gezeigt, dass Opfer von Traumatisierungen ähnliche Symptome aufwiesen, die nunmehr in den gängigen Klassifikationssystemen wiederzufinden sind.

[121] Malloy, P. F./Fairbank, J.A./Keane, T. M.: Validation of a multi-method assessment of posttraumatic stress disorder in Vietnam veterans. J Consult Psychol 1983, 51, S. 488–494; Peterson, C./Seligman, M. E. P.: Causal explanations as a risk factor for depression: Theory and evidence. Psychol Rev, 1984, 91, S. 347–474

In dem amerikanischen Klassifikationssystem DSM-III tauchte 1980 erstmals der Begriff „posttraumatic stress disorder" auf. Hierdurch wurde es möglich, posttraumatische Symptome nach operationalisierten (messbaren) Kriterien zu diagnostizieren.[122] Im Wesentlichen entsprechen diese Kriterien der Beschreibung der „psychoneurosis" von Kardiner aus dem Jahre 1941.

Zusammenfassend ist festzuhalten, dass sich im Konzept der PTBS viele therapeutische Richtungen schulenübergreifend niederschlagen. Letztendlich verbinden sich kognitiv-behavioristische Ansätze mit Konzepten der Anpassungs- und Bewältigungsmechanismen aus der psychoanalytischen Ich-Psychologie. 1994 wurde die PTBS auch in die internationale Klassifikation der Krankheiten (ICD-10 – International Classification of Diseases) der WHO (World Health Organization) als eigenständige Krankheit aufgenommen.

Das Wichtigste in Kürze

Kriterien für das Vorliegen einer PTBS

- Konfrontation mit einer erheblichen traumatischen Situation
- Vorhandensein von mindestens einem Symptom aus dem Bereich „Wiedererleben"
- Vorhandensein von mindestens zwei Symptomen aus dem Bereich „Übererregbarkeit"
- Vorhandensein von mindestens drei Symptomen aus dem Bereich „Vermeidung"
- Mindestens vier Wochen (eher länger) andauernde Symptome
- Erhebliche Einschränkungen in der täglichen Lebensführung

Typische Symptome

Unter einer posttraumatischen Belastungsstörung versteht man eine länger andauernde psychische Störung infolge einer erlittenen Traumatisierung. Diese spielt bei der PTBS auch eine entscheidende Rolle. Traumatische Erlebnisse müssen bestimmte Kriterien erfüllen,

[122] American Psychiatric Association: Diagnostic and Statistical Manual of Mental Disorders. American Psychiatric Press, Washington D. C., Third Edition, 1980

um eine PTBS als Folge zu haben. In den gängigen Klassifikationssystemen (DSM-IV, ICD-10) werden traumatische Erlebnisse als „potentielle oder reale Todesbedrohungen, ernsthafte Verletzungen oder eine Bedrohung der körperlichen Unversehrtheit bei sich oder anderen, auf die mit Furcht, Hilflosigkeit oder Schrecken reagiert wird", definiert.

Terminologie der PTBS

Die Terminologie der posttraumatischen Belastungsstörung ist im deutschen Sprachgebrauch nicht einheitlich. So findet man in den deutschen Übersetzungen des DSM-III bis IV sowie der ICD-10 den Begriff der „Posttraumatischen Belastungsstörung", abgekürzt mit „PTB" oder „PTBS". Im amerikanischen Sprachgebrauch dagegen ist der Begriff der „posttraumatic stress disorder" üblich, der auch in der internationalen Literatur wiederzufinden ist und mit „PTSD" abgekürzt wird.[123] Die Wortverbindung von Trauma und Stress ist jedoch als problematisch anzusehen, da die klassische Stresstheorie keine irreversiblen Symptome und Langzeitschäden vorsieht. Zwischen Stress- und Traumareaktion bestehen qualitative Unterschiede. Um diese Unklarheiten auszuschließen, wurde der Begriff „psychotraumatisch" gewählt. Danach wird nach Everly ein Zwei-Faktoren-Modell der Traumatisierung zugrunde gelegt, welches das Zusammenwirken einer physiologisch gesteuerten Erregungsdimension und der psychischen Dimension des Diskrepanzerlebens beinhaltet.[124]

Erscheinungsbild der PTBS

Das Erscheinungsbild der PTBS kann sehr vielschichtig sein, die Symptomatik ist aber durch die Kriterien im ICD-10 bzw. DSM-IV klar definiert. Ein Trauma kann plötzlich das Gefühl von Sicherheit und Unverwundbarkeit unterbrechen. Daraus folgt, dass traumatische Erlebnisse mit Hilflosigkeit und Wut verknüpft sind, so dass auch das Selbstgefühl der Betroffenen sowie die Wahrnehmung der Umgebung als einen sicheren und im Wesentlichen verläss-

123 Frommberger, U./Berger, M.: Posttraumatische Belastungsstörungen. Nervenheilkunde, 1998, 17, S. 59–63

124 Everly, G. S./Lating, J. M. (Eds.): Psychotraumatology: Key papers and core concepts in post-traumatic stress. Plenum Press, New York 1995

lichen Ort stark gestört sind. Für ein zweckgerichtetes, individuelles Handeln ist jedoch ein gewisses Gefühl von Sicherheit und Verlässlichkeit Voraussetzung. Hierbei sind Hilflosigkeit und Wut eng miteinander verknüpft.

Da der Mensch ein hohes Bedürfnis nach Ursachenzuschreibung aufweist, kann er ein traumatisches Erlebnis nicht so einfach hinnehmen. Betroffene suchen nach Erklärungen für die Katastrophe. Auch nach erfolgter Verarbeitung einer traumatischen Erfahrung empfinden viele Betroffene eine erhöhte körperliche Erregung sowie Angst bei Situationen, die an das Trauma erinnern. Es treten Reaktionen auf, die sich die Betroffenen häufig nicht erklären können.

Im Wesentlichen geht es bei der PTBS um fünf Kernelemente, die wie folgt festgelegt sind:

Kernelemente der PTBS

1. Konfrontation mit einem traumatischen Ereignis außerhalb der üblichen Erfahrungen
2. ständiges Wiedererleben des traumatischen Ereignisses
3. häufiges Vermeiden von Stimuli, die mit dem Ereignis im Zusammenhang stehen
4. Anzeichen eines gesteigerten Erregungsniveaus
5. Dauer der Symptomatik für mindestens einen Monat

Die Symptomatik kann in verschiedenen körperlichen und psychischen Reaktionen und/oder Verhaltensänderungen zum Ausdruck kommen.

Das Wichtigste in Kürze

Eine PTBS kann jeder bekommen, der ein Trauma erlebt hat, das mit potenzieller oder realer Todesbedrohung verbunden war. Es ist kein Zeichen von Schwäche. Vielmehr reagieren die Betroffenen auf extreme psychische Belastungen mit entsprechenden Symptomen, die bei anderen Menschen, die ähnliche Erfahrungen gemacht haben, ebenfalls auftreten können.

5

Ständiges Wiedererleben

Häufig berichten Betroffene, dass sie in Albträumen, Bildern, Filmen o. Ä. Teile des Traumas wiedererleben. Diese Erinnerungen werden oft von sehr intensiven und schmerzhaften Gefühlen wie Hilflosigkeit oder Angst begleitet, aber auch von Scham- und Schuldgefühlen, Ekel, Ärger oder Entsetzen. Man spricht in diesem Zusammenhang auch von intrusiven (engl. sich aufdrängenden) Bildern oder bei sehr starken Wiedererinnerungen von Flashbacks (engl. Rückblende). Daraus folgt, dass nach traumatischem Stress viele Betroffene aufgrund der häufigen Albträume sowohl über qualitative als auch quantitative Schlafstörungen klagen. Die Einschlafstörungen treten als Folge der Angst vor dem Wiedererleben des Traumas auf, während die Durchschlafstörungen Folge der Albträume sind. In den Albträumen wird das Trauma häufig wiedererlebt.

Beispiele:

Herr L. sieht immer wieder die Explosion vor dem Lager und gerät dann in Panik.

Herr M. hört den Knall eines selbstgebauten Explosionskörpers, der in der U-Bahn-Station hochging.

Frau B. sieht ständig Bilder eines verunglückten Kindes, das sie während ihrer Tätigkeit als Rettungssanitäterin versorgen musste, und wird von Albträumen gequält. Sie schreckt nachts hoch und kann nicht mehr einschlafen, was zu erheblicher Erschöpfung führt.

Im Gegensatz zum eher gehemmten Verhalten von PTBS-Betroffenen reagiert der Organismus auf bestimmte physische und emotionale Reize so stark, als wäre die traumatische Situation gegenwärtig präsent. Dies erklärt sich dadurch, dass die mit dem Trauma assoziierten Stimuli zu einer autonomen Erregung führen, um den Körper auf potenziell gefährliche Situationen aufmerksam zu machen. Der Bezug zur Realität und zur Gegenwart geht beim Auftreten intrusiver Symptome verloren. Gleichzeitig kommt es jedoch zu einer Herabsetzung der Schwelle, die beim Menschen eine somatische Stressreaktion auslöst. Dadurch können Menschen mit PTBS ihrem Körperempfinden als Maß für drohende Gefahr nicht mehr trauen, da schon wesentlich geringere Reize als Gefahr missinterpretiert werden und somit ein angemessenes Handeln kaum möglich ist. Die Betroffenen versuchen in solchen Situationen im Sinne einer Kampf-Flucht-Reaktion zu fliehen, zu kämpfen (Aggression) oder sie erstarren im Sinne eines Totstellreflexes. Für Außenstehende erscheint dieses Verhalten der Betroffenen sehr sonderbar und unerklärlich.

Das Wichtigste in Kürze

Das Auftreten von intrusiven (sich aufdrängenden) Symptomen ist kein Hinweis dafür, verrückt zu werden. Das damit verbundene Verhalten erscheint oft sonderbar und nicht verständlich. Es verkörpert vielmehr eine Reaktion in einer bedrohlich erlebten Situation, obgleich diese gegenwärtig nicht mehr besteht.

Übererregbarkeit

Bei den Betroffenen ist häufig eine ständige innere Unruhe zu finden. Folge des erhöhten Erregungsniveaus sind Konzentrationsstörungen, die es letztendlich auch erschweren, aus Erfahrungen zu lernen. Aufgrund dieser Übererregbarkeit und der Konzentrationsschwierigkeiten kann sich eine Störung der Aufmerksamkeit entwickeln. Weiterhin steht bei der PTBS der Verlust der Neuromodulation im Zentrum, was zur Störung der Gefühlsregulierung führt. Als Folge davon reagieren traumatisierte Patienten auf einen Reiz unmittelbar mit einer Reaktion (klassische Konditionierung), ohne genau zu wissen, was eigentlich zu dieser starken Erregung geführt hat. Diese erhöhte Reizbarkeit bis hin zum unkontrollierten Wutausbruch kann den Umgang mit anderen Menschen, Bekannten und Familienangehörigen erschweren. Darüber hinaus liegen eine erhöhte Ansprechbarkeit auf Geräusche sowie eine erhöhte Schreckhaftigkeit vor.

Beispiel:

Herrn M. fällt es schwer, sich auf seine Arbeit zu konzentrieren. Er reagiert sehr gereizt auf den „Lärm" seiner eigenen Kinder. Um nicht ungerecht zu werden, zieht sich Herr M. immer mehr zurück. Wird er auf sein Verhalten angesprochen, reagiert er unbeherrscht, was ihm hinterher sehr leid tut. Aufgrund der ständigen Anspannung leidet er zudem unter Schlafstörungen, so dass Herr M. über eine zunehmende Erschöpfung klagt.

Häufig berichten Betroffene direkt nach einem Trauma über eine innere Unruhe und erhöhte Anspannung, die sich aber meist nach einiger Zeit wieder zurückbildet. Halten diese Symptome jedoch länger an, kehren sie zurück oder treten später erneut auf, führt dies zu Verunsicherungen und negativen Bewertungen, verbunden mit Selbstzweifeln. Die Betroffenen verstehen sich in solchen Fällen oftmals selbst nicht mehr bzw. haben keine Erklärung für ihre Symptome. Die Folgen können Zukunftsängste oder die entstehende Sorge sein, verrückt zu werden.

Weiterhin können durch das erhöhte Erregungsniveau sowie die Ängste Erinnerungen an frühere traumatische Erfahrungen geweckt werden. Das führt dazu, dass jede erregende Situation Erinnerungen an frühere Traumata provozieren kann und zu gegenwärtig unangemessenen Reaktionen führt. Treten diese Symptome auf, ist das Aufsuchen eines Fachmanns zu empfehlen (Facharzt für Psychosomatische Medizin und Psychotherapie, Facharzt für Psychiatrie und Psychotherapie bzw. psychologischer Psychotherapeut).

Das Wichtigste in Kürze

Die Übererregbarkeit (Hyperarousal) stellt eine körperliche Reaktion auf eine extreme Belastung dar. Es gelingt dem Körper nicht mehr, von einer Alarmreaktion auf ein normales Alltagsniveau zurückzukehren.

Vermeidungsverhalten

Aufgrund der heftigen Reaktionen, die durch Erinnerungen an das Trauma entstehen, versuchen Betroffene, diese zu vermeiden. Deshalb fällt es ihnen auch schwer, über das Erlebte zu berichten, was zur Auseinandersetzung mit dem Trauma jedoch notwendig wäre. Es werden Aktivitäten und Situationen vermieden, die in irgendeiner Form an das Trauma erinnern, was mit erheblichen Einschränkungen der Lebensqualität verbunden sein kann. Darüber hinaus kann es zu einem ausgeprägten sozialen Rückzug von Bezugsgruppen (z. B. Vereine, ehrenamtliche Tätigkeiten, Freunde, Familie) oder einer gefühlsmäßigen Abstumpfung kommen.

Beispiele:

Herr G. hat sich in den Innendienst versetzen lassen, um nicht mehr den Gefahren, die beim Streife gehen möglich sind, ausgesetzt zu sein. Mit seinen Kollegen kann er nicht über seine Schwierigkeiten sprechen, da er diese als eigenes „Versagen und Schwäche" interpretiert.

Herr F. kann keine Feuerleiter mehr besteigen und gerät in Panik, wenn er ein Martinshorn hört. Er musste seine Tätigkeit bei der Feuerwehr aufgeben.

Weitere Symptome im Zusammenhang mit einer PTBS

Möglich ist auch, neben dem Vorhandensein der Kernsymptome, dass die Betroffenen Gefühle wie Angst, Zorn, Furcht, Ärger oder Freude nicht als solche wahrnehmen können und es zu Störungen in der zwischenmenschlichen Kommunikation kommt. Es wird vorrangig über körperliche Beschwerden gesprochen, für die jedoch trotz zahlreicher Untersuchungen keine ausreichende organische Ursache zur Erklärung der Beschwerden gefunden wurde. Man spricht in diesem Zusammenhang von einer Somatisierung. Das führt in der Regel auch zu erheblichen Belastungen im Bereich der zwischenmenschlichen Beziehungen, da zwar über die körperlichen Symptome, nicht aber über Gefühle oder belastende Situationen gesprochen wird. Sowohl Betroffene als auch Angehörige fühlen sich unverstanden.

Beispiel:

Herr S. hat ein Knalltrauma durch eine explodierende Granate erlebt. Infolgedessen entwickelte sich ein quälender Tinnitus mit ausgeprägtem Rückzugsverhalten, Gereiztheit und depressiver Verstimmung. Alle therapeutischen Maßnahmen blieben auf die Behandlung des dekompensierten Tinnitus begrenzt. Klassische Symptome einer PTBS teilte Herr S. erst auf konkretes Nachfragen hin mit. Eine gezielte testpsychologische Diagnostik ergab das Vorliegen weiterer Beschwerden. Erst durch das Besprechen der Untersuchungsergebnisse war es Herrn S. möglich, sich weiter zu öffnen.

Die eher von Angehörigen festgestellte emotionale Abgestumpftheit oder Unempfindlichkeit schlägt sich auch in einer hohen Risikobereitschaft nieder, da die Betroffenen große äußere Reize benötigen, um ihre Lebendigkeit zu spüren. Das kann zu riskanten Verhaltensweisen (z. B. beim Autofahren, Ausüben von Risikosportarten) führen. In Extremfällen kann auch Gewalt gegen die eigene Person oder andere eine Rolle spielen.

Beispiel:

Nach seinem Einsatz in Afghanistan fing Herr P. an, exzessiv Sport zu treiben (teilweise mehrere Stunden täglich), was zu erheblichen Spannungen in der Familie führte, da Herr P. kaum noch Zeit für die Familie fand. Konnte er sich jedoch nicht sportlich betätigen, geriet er in starke innere Unruhe und reagierte teilweise sehr impulsiv. Entspannung fand Herr P. nur, wenn er sich körperlich völlig verausgabte. Erst die Ankündigung der Ehefrau, sich zu trennen, brachte Herrn P. dazu, sich in psychotherapeutische Behandlung zu begeben.

Obwohl eine genaue Symptomkategorisierung der PTBS vorliegt, sind dennoch Fehldiagnosen möglich, da unspezifische Symptome wie Stimmungsschwankungen, Interessenverlust, Antriebsmangel, Schlafstörungen oder vegetative Beschwerden auch bei einer Depression zu finden sind. Ebenso können Verhaltensänderungen durch den Missbrauch von Drogen oder Alkohol das Erscheinungsbild der PTBS überlagern. Im Zusammenhang mit einer PTBS kann es wegen der Reduktion von inneren Spannungszuständen oder unangenehmer Gefühle zum Missbrauch von Medikamenten oder Alkohol bis hin zur Sucht kommen. Auch das ist zu berücksichtigen.

Andererseits sind körperliche Symptome wie vermehrte Muskelanspannung, Schweißausbrüche, Herzrasen, motorische Aktivitäten oder Schmerzzustände auch bei einer Angststörung zu finden. Weiterhin kann das zwanghafte Vermeiden von Elementen, die an das Trauma erinnern, den Charakter einer paranoiden Störung annehmen und als solche fehldiagnostiziert werden.

Die Symptome einer PTBS können sich sehr individuell entwickeln, jedoch besteht eine hohe Überlappung zu anderen psychiatrischen Störungsbildern, so dass sich Art und Schwere der Erkrankung nicht leicht diagnostizieren lassen. Für eine erfolgreiche Behandlung ist es jedoch von großer Bedeutung, frühzeitig die Hinweise für eine PTBS zu erkennen, um in der Behandlungsplanung den Betroffenen gerecht werden zu können.

Ein wichtiges Symptom zur Früherkennung der PTBS stellt die Veränderung im Verhalten und Erleben in verschiedenen Lebensbereichen dar, was stets auf eine ungünstige Stressverarbeitung hinweist. Das klinische Bild der Störung ist sehr verschieden. Es können stabile Zeichen der PTBS wie die zunehmende Entfremdung, andauernde Schuldgefühle oder „Zeichen der Geistesgestörtheit"[125] auftreten. Weitere zentrale diagnostische Merkmale stellen das „Wiederaufdrängen" (intrusion) und die „Vermeidung" (avoidance) dar, die ebenfalls als Kernsymptome der Störung anzusehen sind, jedoch im Gegensatz zu den eher stabilen Verhaltensauffälligkeiten einen episodenhaften Verlauf aufweisen. Dabei kann es zu einem abwechselnden Auftreten dieser Kernsymptome im Verlauf der Störung kommen, was jeweils von der individuellen Konstellation der Betroffenen abhängig ist. Das zwanghafte Wiedererleben des Traumas tritt in der Regel zu Beginn der Störung auf, während das Vermeidungsverhalten später zu finden ist.[126]

Das Wichtigste in Kürze

Typische Anzeichen für eine Fehlverarbeitung von Stress

- Reizbarkeit
- Plötzliche Ängstlichkeit, die vorher nicht vorhanden war
- Impulsivität und Aggressivität
- Schreck- und Panikreaktionen bei überraschenden Geräuschen
- Leistungseinbruch
- Müdigkeit
- Störungen der Konzentrations- und Merkfähigkeit
- Intensives Traumaerleben
- Kopf- und Rückenschmerzen
- Verminderte Anteilnahme am sozialen Leben[127]

[125] Kolb, L. C.: The Post-Traumatic Stress Disorders of Combat/A Subgroup with a Conditional Emotional Response. Military Medicine, 1984, 149, S. 237–243

[126] Solomon, Z./Mikulincer, M./Waysman, M./Marlowe, D. H.: Delayed and immediate onset posttraumatic stress disorder: Differential clinical characteristics, Social Psychiatry and Psychiatric Epidemiology, 1991, 1, S. 1–7

[127] Horowitz, M. J./Weiss, D. S./Marmar, Ch.: Diagnosis of Posttraumatic Stress Disorder. Journal of Nervous and Mental Disease, 1987, 175, S. 267–268

Auch andere psychische und physische Beschwerden können im Zusammenhang mit einer PTBS auftreten.

Abgrenzung der PTSB zur akuten Belastungsreaktion

Direkt nach einem Trauma kann eine akute Belastungsreaktion auftreten, die jedoch nicht länger als vier Wochen anhält. Die Symptome sind denen einer PTBS sehr ähnlich. Darüber hinaus werden weitere sogenannte dissoziative Symptome gefordert. Unter Dissoziation versteht man in diesem Zusammenhang einen teilweisen oder völligen Verlust der normalen Integration von Erinnerungen an die Vergangenheit, des Identitätsbewusstseins, der unmittelbaren
5 Empfindung sowie der Kontrolle von Körperbewegungen.[128] Um die Diagnose stellen zu können, müssen drei der folgenden dissoziativen Symptome nachweisbar sein:

Dissoziative Symptome

- Depersonalisationserleben (subjektives Gefühl der Fremdheit und Unwirklichkeit der eigenen Person)
- Derealisationserleben (subjektives Gefühl der Veränderung der räumlichen und zeitlichen Wahrnehmung der Umgebung)
- gefühlsmäßige Taubheit oder Abgestumpftheit
- Beeinträchtigung der bewussten Wahrnehmung (wie betäubt sein)
- dissoziative Amnesie (die Unfähigkeit, sich an wichtige Dinge des Traumas zu erinnern)

Beispiel:

Frau R. erlebte in Afghanistan einen Überfall während einer Patrouille und berichtete einige Tage nach dem Ereignis über dissoziative Symptome. Sie habe „neben sich gestanden" (Depersonalisation) und alles wie in einem Film gesehen. In der Situation selbst habe sie nur funktioniert, kaum Angst o. Ä. wahrgenommen. Nach dem Angriff habe sie die Stimme ihres Vorgesetzten, der Fragen gestellt hat, nur aus der Ferne gehört.

[128] www.wikipedia.de

Dissoziative Symptome treten auf, wenn die Situation als lebensbedrohlich erlebt wurde. In der Regel klingen diese Beschwerden nach einiger Zeit wieder ab. Halten die Symptome jedoch länger an, können sie zu einer PTBS führen.

Empfehlung:

Bei einer akuten Belastungsreaktion ist es hilfreich, für ausreichenden Schutz und Sicherheit zu sorgen und weitere Belastungen zu vermeiden, jedoch weiter dem normalen Alltag (wie vor dem Trauma) nachzugehen. Darüber hinaus ist die Anwendung von Entspannungstechniken sinnvoll. Wenn die Symptomatik eher milde ist, sind zunächst eigene Ressourcen zu mobilisieren und das Leben sollte in gewohnter Weise fortgeführt werden. Fühlen sich Betroffene hingegen stark belastet, ist die Inanspruchnahme professioneller Hilfe zu empfehlen, um einer Ausweitung der Symptomatik frühzeitig entgegenwirken zu können.

In der nachfolgenden Tabelle sind nochmals die wichtigsten Symptome der PTBS aufgeführt.

Einzelsymptome der PTBS[129]	
Einzelsymptom	**Erläuterung anhand des DSM-IV**
Intrusion	
Intrusion/ Wiedererleben	ungewollt wiederkehrende und belastende Erinnerungen oder Erinnerungsbruchstücke
Belastende Träume/ Albträume	wiederkehrende Träume, die Erinnerungen oder Bruchstücke des Traumas beinhalten
Flashbacks	▪ plötzliche und sehr lebendige kurzfristige Erinnerungsattacken ▪ Gefühl, das Ereignis erneut zu erleben ▪ Ähnlichkeit zu Illusionen, Halluzinationen und dissoziativen Symptomen
Belastungen durch symbolisierende Auslöser	Erinnerungen an das Trauma durch Schlüsselreize (z. B. Geräusche, Düfte, Filme)

[129] Vgl. Maercker, A., 2006, S. 17–18

noch: Einzelsymptome der PTBS

Einzelsymptom	Erläuterung anhand des DSM-IV
Physiologische Reaktionen bei Erinnerungen	unwillkürliche Körperreaktionen (z.B. Schwitzen, Herzklopfen, Atembeschwerden, Übelkeit, Magen-/Darmbeschwerden) bei Konfrontation mit traumatischen Schlüsselreizen
Vermeidung	
Vermeidung von Gedanken und Gefühlen	bewusste Vermeidung von Gedanken und Gefühlen, die mit dem Trauma assoziiert sind
Vermeidung von Aktivitäten und Situationen	phobisches Vermeiden von Situationen und Aktivitäten, die an das Trauma erinnern könnten (z. B. nicht aus dem Haus gehen)
(Teil-)Amnesien	▪ an wichtige Elemente des Traumas kann sich nicht erinnert werden (z. B. Automarke, Farbe) ▪ nur unscharfe Erinnerungen
Verminderung der Interessen	vermindertes Interesse an Aktivitäten des täglichen Lebens (z. B. Hobbys, Karriere)
Entfremdungsgefühl	▪ Gefühl der Losgelöstheit oder Fremdheit gegenüber nicht betroffenen Personen ▪ Empfinden einer Kluft zu anderen Personen ▪ auch gegenüber nahestehenden Personen (z. B. Familienangehörige, enge Freunde) besteht ein Entfremdungsgefühl
Eingeschränkte Affektivität	▪ Einschränkung im Empfinden von Gefühlen wie Freude oder Trauer ▪ Betroffene fühlen sich wie abgestumpft oder erstarrt
Eingeschränkte Zukunft	▪ keine Zukunftspläne machen ▪ Trauma hat „Leben zerstört“ ▪ es passiert nichts Wichtiges mehr
Übererregbarkeit (Hyperarousal)	
Ein- und Durchschlafstörungen	qualitative und quantitative Schlafstörungen, teilweise im Zusammenhang mit Intrusionen und Albträumen
Erhöhte Reizbarkeit	▪ Neigung zu Wutausbrüchen (was vor dem Trauma nicht bestand) ▪ schnelles Überreagieren

noch: Einzelsymptome der PTBS

Einzelsymptom	Erläuterung anhand des DSM-IV
Konzentrationsstörungen	ausgeprägte Schwierigkeiten, sich auf einfache Dinge des täglichen Lebens zu konzentrieren (z. B. Zeitung lesen), oft als Folge intrusiver Symptome
Übermäßige Wachsamkeit (Hypervigilanz)	▪ andauerndes und unrealistisches Gefühl der Gefahr ▪ Gefühl des „Nicht-Trauen-Könnens" ▪ teilweise werden zur Sicherheit Waffen mitgeführt
Übermäßige Schreckhaftigkeit	sehr leichte Erschreckbarkeit schon bei leisen Geräuschen oder geringen Bewegungen

Ungünstige Denkmuster bei PTBS

Neben den bereits dargestellten psychischen und physischen Symptomen sind im Zusammenhang mit einer PTBS auch typische „Denkfehler" zu finden. Traumatisierte verfügen oft über folgende ungünstige Denkmuster:

Ungünstige Bewertung stark auftretender Emotionen

Häufig treten Gefühle auf, vor denen die Betroffenen Angst haben und die deshalb vermieden werden sollen. Diese Gefühle werden als überwältigend, sehr stark und unangenehm empfunden, oft verbunden mit der Fehlinterpretation, „verrückt zu werden". Dem ist natürlich nicht so. Gefühle können verarbeitet werden, indem man sich damit auseinandersetzt.

Fehlerhafte Einschätzung der eigenen Situation während des Traumas

Betroffene berichten davon, in der traumatischen Situation Dinge getan zu haben, die ihnen hinterher unverständlich erscheinen. Das wird als verunsichernd erlebt. Traumatische Erlebnisse stellen eine Ausnahmesituation dar, in der Menschen anders reagieren, als sie es im Alltag tun. Diese Reaktionen stehen nicht mehr unter willkürlicher Kontrolle, vielmehr laufen hierbei reflexartige Reaktionen im

Sinne einer Kampf-Flucht-Reaktion ab. Somit muss man sich nicht für die eigenen Reaktionen schämen.

Ungünstige Bewertungen der Reaktionen anderer Menschen

Es fällt anderen Menschen häufig schwer, mit traumatisierten Personen umzugehen, da sie nicht wissen, was die Betroffenen brauchen. Einige bemühen sich besonders, andere ziehen sich eher zurück, reagieren ungeduldig oder machen den Traumatisierten sogar Vorwürfe. Deshalb ist es wichtig, dass die Betroffenen sagen, was sie brauchen. Gehen andere „falsch" mit Traumatisierten um, wäre in Erwägung zu ziehen, vorübergehend den Kontakt zu diesen Personen einzuschränken. Eine andere Möglichkeit wäre, Informationen zu vermitteln oder um Verständnis zu bitten. Häufig gehen Traumatisierte jedoch davon aus, dass eine ungünstige Reaktion einzelner Personen bedeutet, alle anderen Menschen würden auch so reagieren.

Ungünstige Bewertung der PTBS-Symptomatik

Betroffene werden oft stark von ihren Symptomen beeinträchtigt. Teilweise treten Befürchtungen auf, „verrückt zu werden" oder bleibende körperliche Schäden erlitten zu haben. Auch können sie nur schwer mit der Symptomatik wie dem Wiedererleben umgehen. Des Weiteren bestehen Befürchtungen, dass die Symptomatik nie wieder besser wird. Wichtig für die Betroffenen ist dabei, zu erfahren, dass die Beschwerden einen Ausdruck einer starken psychischen Belastung darstellen und nicht der Beweis einer ernsten körperlichen oder psychischen Störung sind. Außerdem kann darauf verwiesen werden, dass sich diese Beschwerden gut behandeln lassen.

Überschätzen des Risikos einer erneuten Traumatisierung

Viele Betroffene gehen davon aus, wieder ein traumatisches Erlebnis zu erfahren. Die Welt wird auch noch lange Zeit nach einem Trauma als gefährlich erlebt, da das Vertrauen in die Sicherheit verloren gegangen ist. Das persönliche Risiko einer erneuten Traumatisierung wird deutlich zu hoch eingeschätzt. Ein Trauma ist hingegen ein Ereignis mit eher geringer Wahrscheinlichkeit. Zudem nimmt die Wahrscheinlichkeit nicht zu, nur weil man schon ein Trauma erlebt hat.

Negative Bewertung der emotionalen Abgestumpftheit sowie dissoziativer Symptome

Die emotionale Abstumpfung ist ein Schutzfaktor, um nicht von den eigenen Gefühlen überwältigt zu werden. Diese Symptomatik tritt unter extremster psychischer Belastung auf. Das bedeutet aber nicht, dass die Betroffenen „gefühlskalt" sind.

Das Wichtigste in Kürze

Die dargestellten Denkfehler sind häufig bei Traumatisierten zu finden. Sie bedeuten aber nicht, dass die Betroffenen „verrückt" sind. Vielmehr werden aus den Erlebnissen unrealistische Schlussfolgerungen gezogen, die es gilt, im Rahmen einer psychotherapeutischen Behandlung durch realistische Gedanken zu ersetzen.

Leiden Sie an einer PTBS?

Anhand diagnostischer Kriterien lässt sich feststellen, ob nach einer Traumatisierung eine PTBS vorliegt. Dafür müssen bestimmte Kriterien erfüllt sein:

- Es muss ein Trauma mit den dafür festgelegten Gesichtspunkten erlebt worden sein, das von intensiver Furcht, Hilflosigkeit oder Entsetzen begleitet wurde.
- Aus dem Bereich Wiedererleben muss mindestens ein Symptom, aus dem Bereich Vermeidung müssen mindestens drei Symptome sowie aus dem Bereich Übererregbarkeit mindestens zwei Symptome vorliegen.
- Die Symptomatik muss länger als einen Monat bestehen.
- Die Symptomatik muss zu Beeinträchtigungen in sozialen, beruflichen oder anderen wichtigen Funktionsbereichen führen.

In Kapitel 8 finden Sie einen Fragebogen, mit dem Sie prüfen können, ob der Verdacht auf eine PTBS besteht. Dieser Fragebogen ist auch auf den Internetseiten der Universität Zürich, Fachbereich Psychologie unter Leitung von Prof. Maercker, zu finden (http://www.psychologie.uzh.ch/fachrichtungen/psypath/ForschungTools/Fragebogen/7itemskalafb.pdf). Sollten sich beim Ausfüllen des Fragebogens Auffälligkeiten ergeben, so empfiehlt sich die Untersuchung und Beratung durch einen entsprechenden Facharzt.

Darüber hinaus gilt es zu klären, ob bereits Einschränkungen in der normalen Lebensführung oder sogar konkrete Symptome bestehen, die als belastend erlebt werden. Zudem muss geprüft werden, ob eine Behandlung notwendig ist und auch gewünscht wird.

Wichtig: Nur wenn alle geforderten Kriterien in den verschiedenen Klassifikationssystemen (ICD-10, DSM-IV) erfüllt sind, kann die Diagnose einer PTBS gestellt werden.

Störungsmodelle

Lerntheoretischer und kognitiver Ansatz

Es gibt viele Erklärungsansätze für die Entstehung der PTBS, wobei an dieser Stelle nur die wichtigsten dargestellt werden können. Den verschiedenen Konzepten liegt als Gemeinsamkeit zugrunde, dass sich zentrale Gedächtnisinhalte hinsichtlich ihrer Struktur und Funktion durch eine traumatische Situation entscheidend verändern.[130] Während die Krankheitsursache bei der PTBS zumindest in Hinblick auf die äußeren Bedingungen (Trauma) sehr klar ist, bedarf es zur Klärung der Pathogenese genauerer Untersuchungen. (Die Pathogenese beschreibt die Mechanismen und Rückkopplungskreisläufe, die zur Aufrechterhaltung und Verfestigung der Störung führen.) In dieser Frage unterscheiden sich auch die verschiedenen Modelle.

Bereits mit der Erstbeschreibung der posttraumatischen Belastungsstörung wurden lerntheoretische Erklärungsansätze sowie verschiedene Theorien der Informationsverarbeitung herangezogen. Hierbei wird häufig auf die Zwei-Faktoren-Theorie der Angst von Mowrers zurückgegriffen. Danach entsteht Angst durch klassische (Reiz-Reaktions-Lernen) und operante (Lernen durch Belohnung/Bestrafung) Konditionierung (Erlernen von Reiz-Reaktionsmustern), womit sich Symptome der PTBS wie Vermeidungsverhalten, die Generalisierung der Angst sowie die Schreckreaktionen erklären lassen. In der ersten Phase kommt es durch das traumatische Ereignis zu einer Kopplung von Angst an ein kognitives Element (Kenntnis, Wissen oder Information über ein Objekt/eine Situation), was in der zweiten Phase durch operante Konditionierung (Belohnung/Bestrafung) zum Vermeidungsverhalten führt. Mit diesem Modell sind jedoch die intrusiven Symptome nicht erklärbar.

---

130 Vgl. Maercker, A., 1997, S. 25

Weiterhin bildet sich bei der PTBS eine sogenannte Furchtstruktur, welche die durch hohe Angst und Aktivierung ausgelöste Verbindung verschiedener Elemente beschreibt. Der Aufbau einer Furchtstruktur stellt zunächst keinen pathologischen Vorgang dar, wenn sie sich nach einigen Tagen oder Wochen wieder zurückbildet. Kommt es nach einem traumatischen Geschehen jedoch nicht zu dieser spontanen Rückbildung, bleibt sie verhaltensrelevant. Diese Furchtstruktur beinhaltet kognitive Elemente, physiologische Reaktionen sowie eine emotionale Bedeutung.

Eine posttraumatische Furchtstruktur entsteht, wenn ein stark emotional bedeutsamer Stimulus (z. B. Todesangst) mit einem oder mehreren kognitiven Elementen sowie einer körperlichen Reaktion gekoppelt wird.[131] Die Kopplung erfolgt mittels einer Aktivierung einer umfassenden Gedächtnisstruktur, wobei die Furchtstruktur leicht zu aktivieren ist und sehr viele Einzelelemente enthält, die nur locker mit dem Trauma assoziiert sind. Ist diese Furchtstruktur einmal ausgebildet, kann von allen Elementen ausgehend durch Schlüsselreize leicht eine Aktivierung erfolgen. Daraus resultieren auch die intrusiven Symptome, die eine Aktivierung auf kognitiver Ebene darstellen.[132]

Eine Veränderung der Furchtstruktur kann nur durch eine komplette gedankliche Konfrontation mit allen Elementen des Traumas erreicht werden, was therapeutische Bedeutung hat. Eine teilweise Aktivierung der Furchtstruktur, wie es bei den meisten PTBS-Patienten in Form von intrusiven Symptomen erfolgt, kann zu keiner Rückbildung führen, sondern hat eine immer stärkere Vermeidung zur Folge. Besteht vor einem Trauma eine leichtere Erregbarkeit und damit Konditionierbarkeit, kann dies eine Ursache für die unterschiedliche Ausprägung der PTBS sein. Eine erhöhte Aktivierung des autonomen Nervensystems, wie dies bei der PTBS der Fall ist, verhindert im Zusammenhang mit der Furchtstruktur eine adäquate Informationsverarbeitung. Aufgrund der starken Erregung kommt es zu einer Hemmung der Informationsverarbeitung, was dissoziative Phänomene (z. B. Amnesien) nach sich zieht.[133]

---

131 Foa, E. B./Kotak, M. J.: Emotional processing of fear: Exposure to correcting information. Psychological Bulletin, 1986, 99, S. 20–35

132 Vgl. Maercker, A., 1997, S. 25

133 Vgl. Chemtob, C. M./Roitblat, H. L./Hamada, R. S./Carlson, J. G./Twentyman, C. T.: A cognitive action theory of posttraumatic stress disorder. Journal of Anxiety Disorders, 1988, 2, S. 253–275

Einen Beweis für die Richtigkeit dieses Modells stellt die Tatsache dar, dass bei Patienten mit einer PTBS eine selektive Erhöhung der Aufmerksamkeit für mit dem Trauma assoziierte Stimuli besteht (z. B. Fotos, Geräusche).[134] Des Weiteren kommt es im Zusammenhang mit einem Trauma zur Veränderung kognitiver Schemata. Als kognitive Schemata werden im Gedächtnis repräsentierte Informationsmuster bezeichnet, die die Wahrnehmung und das Verhalten steuern und organisieren. In verschiedenen Untersuchungen wurden teilweise typische veränderte kognitive Schemata über das Selbst- und Weltbild gefunden. Im Zusammenhang mit der posttraumatischen Belastungsstörung lassen sich drei veränderte kognitive Muster identifizieren:

Diese kognitiven Veränderungen führen insbesondere zu Symptomen wie einem Gefühl der Fremdheit oder Losgelöstheit und dem Eindruck einer eingeschränkten Zukunft. Die Übererregbarkeit kann mit diesen Modellen jedoch nicht erklärt werden. Deshalb müssen biologische Veränderungen als Wirkmechanismus bei der PTBS ebenfalls mit in Betracht gezogen werden.

Abbildung 8: Denkmuster

Einstellungen

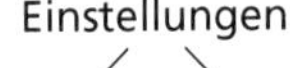

Personen ohne traumatische Erfahrung	**Personen mit traumatischer Erfahrung**
1. Überzeugung von der eigenen Unverletzbarkeit	1. Überzeugung von der eigenen Verletzbarkeit bzw. der zukünftigen Verletzbarkeit
2. Wahrnehmung der Welt als bedeutungsvoll, verständlich und kontrollierbar	2. Wahrnehmung der Welt als feindlich, unverständlich und unkontrollierbar
3. Wahrnehmung des Selbst als positiv und wertvoll	3. Wahrnehmung des Selbst als beschädigt und wertlos[135]

[134] Vgl. Litz, B. T./Keane, T. M.: Information processing in anxiety disorders: Application to the understanding of post-traumatic stress disorder. Clinical Psychology Review, 1989, 9, S. 243–257

[135] Janoff-Bulman, R.: Victims of Voilence. In: Everly, G. S. Jr./Lating, J. M. (Eds.): Psychotraumatogy. Plenum Press, New York 1995

Das Wichtigste in Kürze

Das lerntheoretische Modell erklärt die häufig nach einem Trauma auftretende Angst und das Vermeidungsverhalten sowie die verzerrte Wahrnehmung der Welt durch dysfunktionale Kognitionen. Das Wiedererleben kann hingegen nicht ausreichend mit diesem Ansatz erklärt werden.

Erlebnis(Trauma-)gedächtnis und PTBS

Traumatisierte berichten, dass sie die Erinnerungen an das Trauma nicht vergessen können, obgleich das Ereignis teilweise Jahrzehnte zurückliegt. Das legt die Vermutung nahe, dass auch Gedächtnisprozesse im Zusammenhang mit einer Traumatisierung stark beeinflusst werden. Es wird davon ausgegangen, dass die Inhalte des Erlebten im Organismus in einer eigenständigen Art und Weise gespeichert werden, dem sogenannten Traumagedächtnis. Dieser Speicherungsprozess (Erlebnislernen) unterscheidet sich jedoch erheblich von anderen Prozessen zum Einprägen von Informationen.

Ein wesentlicher Unterschied besteht darin, dass das Speichern von wiedererlebbaren Informationen bei einer Traumatisierung unbewusst, unbeabsichtigt und mühelos erfolgt, während das Lernen (kognitives Lernen) zwar auch unbeabsichtigt erfolgen kann, im Allgemeinen aber eine bewusste Wahrnehmung und meist mehrere, oft mühsame Wiederholungen benötigt.[136]

Das Erlebnislernen erfasst den gesamten Organismus und seine verschiedenen Reaktionen auf ein bestimmtes Erlebnis. Darüber hinaus ist das Erlebnisgedächtnis wesentlich leistungsfähiger als das kognitive Gedächtnis. Jedoch wird nur ein ganz geringer Teil des Informationsflusses bewusst wahrgenommen und noch weniger wird kognitiv verarbeitet. Nur ein kleiner Teil gelangt in das Langzeitgedächtnis, wo die Informationen nachhaltiger gespeichert werden, jedoch auch schwerer und unsicherer zugänglicher sind, wenn sie über längere Zeit nicht benötigt werden.

Zusammenfassend lässt sich daraus ableiten, dass das kognitive Gedächtnis im Allgemeinen eine hohe Aufmerksamkeit, eine lange Lernzeit sowie mehrere Wiederholungen benötigt: Das Erlebnisge-

[136] Petry, S.: Erlebnislernen und kognitives Lernen – Das Erlebnisgedächtnis. In: Petry, S. (Hrsg.): Erlebnisgedächtnis und Posttraumatische Störungen/Begleitetes Wiedererleben als Therapie. J. Pfeiffer Verlag, München 1996, S. 28–34

dächtnis kann hingegen auch im Schock (Trauma) arbeiten. Es stellt ein Gedächtnis dar, das von intakten kognitiven Funktionen unabhängig ist und repräsentiert somit eine archaische Gedächtnisform.

Frühe Geschehnisse werden wahrscheinlich vorrangig im Erlebnisgedächtnis gespeichert, die jedoch aufgrund der späteren Verkümmerung der Reproduzierbarkeit immer unzugänglicher werden. Die kognitive Erinnerung hingegen setzt zwischen dem dritten und fünften Lebensjahr ein und ist an die Sprache gebunden. Da die Rückbildung der Fähigkeit zum Wiedererleben mit der Entwicklung des Sprachverständnisses zusammenfällt, liegt die Vermutung nahe, dass das kognitive Lernen das Wiedererleben verdrängt. Wenn also alle kognitiven Funktionen scheinbar ruhen (z. B. im Schlaf), kann das Wiedererleben von traumatischen Ereignissen in Form von Albträumen auftreten. Andererseits kann es auch bei Erkrankungen mit zunehmendem Ausfall kognitiver Funktionen (z. B. Altersdemenz) zu einem erneuten Hervortreten der Fähigkeit des Wiedererlebens kommen.[137]

Beim Wiedererleben können sowohl äußere Sinne (Geruchs-, Geschmacks- und Gehörsinn sowie die Hautsinne in Form von Tastsinn, Temperatur- und äußerer Schmerzsinn) als auch innere Sinne (Gleichgewichtssinn, innerer Schmerzsinn, Tiefensinn und kinästhetischer Sinn) so empfunden werden, als wären sie gegenwärtig existent. Es kommt demnach zu einer Reproduktion der Sinneswahrnehmungen und der körperlichen Reaktionen im Rahmen des Wiedererlebens, wie diese während des Traumas vorherrschend waren. Neben den bereits dargestellten Möglichkeiten der Informationsspeicherung im Erlebnisgedächtnis können auch Emotionen gespeichert werden, wobei seelische Verletzungen häufig schwerer ins Gewicht fallen und stärkere Auswirkungen haben als körperliche Schmerzen. Auch psychische Vorgänge und Zustände (z. B. Halluzinationen, paranoide und psychotische Zustände, Albträume) können gespeichert werden.[138]

Für Konditionierungsprozesse (Lernprozesse) lässt sich daraus ableiten, dass diese eng mit dem Erlebnis(Trauma-)gedächtnis verbunden sind, da die Reaktionen, die mit einem konditionierten Stimulus verbunden sind, mit reflexartiger Geschwindigkeit ablaufen. Hierdurch treten dann für die betreffenden Situationen die gleichen reflexartigen Reaktionen auf, wie sie während des Traumas bestanden. Erfolgte eine Konditionierung, genügt bereits der konditionierte Reiz (z. B. lauter Knall, Brandgeruch), um die entsprechende Reaktion auszulösen. Die

137 Vgl. Petry, S., S. 44–47
138 Vgl. Petry, S., S. 71–98

durch Konditionierung hergestellten Verknüpfungen sind meist nützlich, da sie das Individuum vor plötzlich auftretenden Gefahren schützen. Allerdings können sie auch unnötige und unsinnige Reaktionen oder Überreaktionen auslösen. Die wichtigste Funktion des Erlebnisgedächtnisses scheint somit das schnelle Erkennen von Gefahren anhand typischer Merkmale zu sein, um blitzartige Reaktionen einleiten zu können – ein sehr sinnvoller Mechanismus in Gefahrensituationen.[139]

Beispiele:

Herr T. gerät immer dann in Panik, wenn er einen lauten Knall hört. In einem konkreten Fall rannte er nach dem Zufallen einer Tür durch das ganze Haus und forderte alle auf, in Deckung zu gehen. Widerspruch wurde nicht geduldet, teilweise wurden der Sohn oder die Ehefrau angeschrien.

Herr P. stand mit dem Feuerlöscher vor seiner Frau, da er Rauchgeruch wahrgenommen hatte. Er wollte einen Brandherd löschen, obwohl seine Frau nur in der Küche war und kochte. Es war etwas Essen auf die Herdplatte gefallen, was den Geruch verursacht hatte. Im Haus sind mehrere Rauchmelder installiert und ein Feuerlöscher vorhanden. Herr P. ist Feuerwehrmann, kann aber seinen Beruf nicht mehr ausüben.

Das Erlebnisgedächtnis hat somit vielschichtige Funktionen zu erfüllen. In gefährlichen Situationen dient es dazu, zuverlässig die verschiedenen Merkmale einer Gefahr zu erkennen und schnell die daraus folgenden notwendigen Reaktionen einzuleiten. Aufgrund von Generalisierungsprozessen durch Verknüpfung ähnlicher Erfahrungen im Erlebnisgedächtnis kann dies zu einem immer empfindlicheren und effizienteren „Frühwarnsystem" werden, wodurch der Nutzen im Ernstfall zunimmt. Bei einer PTBS wird jedoch genau das zum Problem und löst bereits bei geringen Schlüsselreizen intrusive Symptome (Wiedererleben, Flashbacks) aus. Folge der mangelnden kognitiven Unterscheidungsfähigkeit zwischen Gegenwart und vergangener traumatischer Situation kann die Entwicklung einer Überempfindlichkeit und Überreaktion sein. Da dieser Reiz-Reaktions-Mechanismus unbewusst abläuft, unterliegt er auch nicht der kognitiven Kontrolle des Individuums. Nur durch genaue Selbstbeobachtung ist eventuell nachträglich eine Identifizierung des Auslösereizes möglich, was auch in der Therapie genutzt werden kann.

---

139 Vgl. Petry, S., S. 98–104

Zusammenfassend besteht die Funktion des Erlebnisgedächtnisses somit darin, Leben zu behüten und in Extremsituationen mittels blitzschneller Reaktionen zu retten.[140]

Nach der traumatischen Situation gelingt es den Betroffenen aufgrund von Generalisierungsvorgängen jedoch häufig nicht mehr, zwischen ernster Bedrohung und harmlosen Alltagssituationen zu unterscheiden, so dass oft ein Reiz-Reaktions-Mechanismus ausgelöst wird, der nicht mehr als situationsadäquat angesehen werden kann.[141]

Empfehlung:

Für eine effiziente psychotherapeutische Behandlung einer PTBS spielt das Wiedererleben eine entscheidende Rolle, etwa in Form des „Begleitenden Systematischen Wiedererlebens".

Das Wichtigste in Kürze

Eigenschaften des Traumagedächtnisses

- Das Wiedererleben des Traumas unterliegt nicht der Kontrolle der Betroffenen. Es tritt ohne Vorankündigung auf und wird sehr lebendig erlebt.
- Teilweise können sogenannte Trigger identifiziert werden, die das Wiedererleben auslösen. Häufig werden aber keine Auslöser wahrgenommen und die Erinnerungen wie „aus heiterem Himmel kommend" erlebt.
- Das Trauma wird im Rahmen des Wiedererlebens so erinnert, als ob es „Hier und Jetzt" stattfindet.
- Die Wiedererinnerungen treten vornehmlich in sensorischen Eindrücken (Bilder, Berührungen, Gerüche), eher seltener in Form von Gedanken auf. Diese sensorischen Eindrücke werden so erlebt, als ob sie gegenwärtig wären. Die damit verbundenen körperlichen Reaktionen sowie Gefühle entsprechen denen während des Traumas. Es fehlt jedoch der Hinweis, dass es sich hierbei um Erinnerungen handelt und keine Realität in der Gegenwart darstellten.
- Beim Auftreten der körperlichen Reaktionen oder Gefühle sind oft keine konkreten Erinnerungen an das traumatische Geschehen vorhanden. Das Verhalten entspricht jedoch den Reaktionen, die in der traumatischen Situation aufgetreten sind.

---

140 Vgl. Petry, S., S. 104–108

141 Vgl. Petry, S., S. 140–144

Psychobiologische Veränderungen bei der posttraumatischen Belastungsstörung

Bei der vielschichtigen Symptomatik der PTBS spielen psychobiologische Veränderungen eine Rolle. Während einer Stressreaktion sind verschiedene Areale im Gehirn aktiv und an der Reaktion beteiligt. Die Freisetzung sogenannter Botenstoffe (Neurotransmitter) im Gehirn führt zu den entsprechenden körperlichen Reaktionen (siehe Kapitel 3). Weiterhin werden Adaptationsprozesse und physiologische Reaktionen als Antwort auf extremen Stress zum Überleben des Individuums in Gang gesetzt. Die psychobiologischen Veränderungen hängen von Dauer und Typ des Stresses ab. Bei akutem Stress (z. B. bei einem Überfall) kommt es zu explosionsartigen Veränderungen, wohingegen länger andauernder Stress (z. B. Geiselnahme) eher zu geringeren Veränderungen führt. Folglich ist davon auszugehen, dass bei einem stärkeren Trauma auch die endokrinen Veränderungen deutlicher ausfallen.[142]

Auf eine erhöhte psychische oder physische Anforderung reagiert der Körper normalerweise mit der Freisetzung von Adrenalin und Noradrenalin. Die verschiedenen Hormone helfen dem Organismus, die nötige Energie für die Antwort auf Stressoren zu mobilisieren, was von der erhöhten Freisetzung von Glucose bis zur Stimulierung des Immunsystems reicht. Bei einem gut funktionierenden Organismus führt Stress zu schnellen und ausgeprägten hormonellen Reaktionen. Chronisch anhaltender Stress hingegen bedingt eine Reduktion der Wirksamkeit der Stressantwort und eine Desensibilisierung. Daraus leitet sich ab, dass bei Betroffenen mit einer PTBS viele Veränderungen der Stress-Hormonregulation auftreten.[143]

Die häufig beobachtete Analgesie (fehlende Schmerzwahrnehmung) während traumatischer Ereignisse spricht für Veränderungen im sogenannten endogenen (inneren) Opiatsystem. Das ist bei Stress im Rahmen einer Kampf-Flucht-Reaktion auch sinnvoll, da hier wenig Rücksicht auf Schmerzen genommen werden kann, so dass die

[142] Kocijan-Hercigonja, D./Sabioncello, A./Aijavec, M./Folnegović-Šmalc, V./Matijević, L. J./Dunevski, I./Tomašić, J./Rabatić, S./Decaris, D.: Psychological Condition Hormone Levels In: War Trauma. J. psychiat. Res., 1995, Vol. 30, No. 5, S. 391–399

[143] Yehuda, R./Kahane, B./Binder-Brynes, K./Southwick, S. M./Mason, J. W./Giller, E. L.: Low urinary cortisol excretion in Holocaust survivors with posttraumatic stress disorder. American Journal of Psychiatry, 1995, 152, S. 982–986

Schmerzwahrnehmung durch das im Körper befindliche eigene Opiatsystem deutlich herabgesetzt wird. Nach einer traumatischen Situation kommt es allerdings zu einem Anstieg der Schmerzwahrnehmung durch Senkung der endogenen Opioide. Die Dysregulation im endogenen Opiatsystem (z. B. Endorphine) besteht in einer allgemeinen Senkung der Schmerzschwelle unter Ruhebedingungen und einer Anhebung der Schmerzschwelle unter Stress, was zur stressinduzierten Analgesie (Aufhebung der Schmerzwahrnehmung) führt. Nach einem traumatischen Erlebnis werden Schmerzen hingegen verstärkt wahrgenommen, was von den Betroffenen auch berichtet wird.

Da die PTBS mit einer gesteigerten Sensibilität gegenüber Reizen verbunden ist, die an das Trauma erinnern, sind auch physiologische Veränderungen zu beobachten. In Verbindung mit emotional stark belastenden Erinnerungen kann es zu ausgeprägten physiologischen Reaktionen kommen. Neben den bereits dargestellten Störungen in den verschiedenen Transmittersystemen spielt hier auch die Amygdala (Mandelkern, Teil des Limbischen Systems im Gehirn) eine wichtige Rolle. So ist die erhöhte Reflexbereitschaft als ein Effekt der Aktivierung der Amygdala anzusehen. Weiterhin kommt es bei Betroffenen mit PTBS häufig zu Schlafstörungen, was ebenfalls auf biologische Veränderungen zurückzuführen ist.

Die bekannten psychobiologischen Veränderungen werden auch in der pharmakologischen Behandlung genutzt, indem Medikamente zum Einsatz kommen, die z. B. eine Senkung der noradrenergen Aktivität bedingen, was eine Reduktion der Hypererregbarkeit bewirkt.[144]

Neben diesen biologischen Veränderungen spricht auch die partielle Wirkung von Psychopharmaka für biologische Erklärungsansätze, zumal ausschließlich psychologische Modelle nicht alle Symptome der PTBS hinreichend erklären können.

---

144 van der Kolk, B. A.: Psychological trauma. American Psychiatric Press, Washington D. C. 1987

Das Wichtigste in Kürze

Neurobiologische Veränderungen bei der PTBS

- Aktivierung des Furchtsystems: Sympathikusaktivierung (Adrenalin steigt, Blutdruck und Herzfrequenz steigen, erhöhter Muskeltonus, Mobilisierung von Zuckerreserven)
- Veränderungen im Bereich des Hippocampus
- Aktivierung der sogenannten Stressachse (Hypothalamus-Hypohyse-Nebennierenrinde, HHN-Achse)
- Gesteigerte Aktivität der Amygdala (Mandelkern)
- Störung im Bereich der Neurotransmitter

Begleiterkrankungen (Komorbidität)

Die PTBS wird von einer hohen Komorbidität begleitet, das heißt die Mehrzahl der Betroffenen weist noch mindestens eine weitere psychische Störung auf, was im Zusammenhang mit der Überlappung der Symptomatik der PTBS mit anderen psychischen Störungen zu sehen ist. Je nach Studie beträgt die Auftretenshäufigkeit einer weiteren psychischen Störung 50 bis 100 Prozent. Dies legt die Vermutung nahe, dass den verschiedenen Störungsbildern ähnliche pathophysiologische Muster zugrunde liegen. Andere psychische Erkrankungen können bereits vor der Traumatisierung bestanden haben, können aber auch bei der Verarbeitung eines traumatischen Erlebnisses entstehen.

Ein großes Problem stellt dabei die hohe Zahl an Suizidversuchen dar. Insbesondere Depressionen sowie Angststörungen treten gehäuft zusammen mit einer PTBS auf. Diese können teilweise ein solches Ausmaß annehmen, dass sie zusätzlich diagnostiziert werden müssen. Weiterhin ist auch häufiger ein Substanzmissbrauch (Alkohol, Medikamente, illegale Drogen wie Cannabis, Kokain usw.) festzustellen. Während leichte und mittelschwere Depressionen sowie Angst- und Panikstörungen eher keine eigene Behandlung benötigen, wenn sie im Zusammenhang mit einer PTBS entstanden sind, ist dies bei schweren Depressionen und Suchterkrankungen nicht mehr möglich. Suchterkrankungen sowie Suizidalität bedürfen dann einer eigenen Behandlung.

Psychische Erkrankungen im Zusammenhang mit einer PTBS[145]

Depression

Die häufigste komorbid auftretende Störung ist die schwere Depression. Wenn vor dem Trauma bereits eine Depression besteht, erhöht dies auch das Risiko für eine PTBS. Andererseits erhöht eine PTBS das Risiko, erstmals an einer Depression zu erkranken. Letztendlich kann aber auch eine Depression ohne PTBS nach einem Trauma auftreten. Viele Betroffene berichten nach einem traumatischen Ereignis über Traurigkeit, Niedergeschlagenheit, Interesse- und Freudlosigkeit, Antriebsmangel bis hin zu lebensmüden Gedanken und suizidalen Absichten. Ca. 30 bis 70 Prozent der PTBS-Betroffenen haben zusätzlich eine Depression von klinischer Relevanz.

Sucht

Viele Betroffene versuchen, ihre Erinnerungen an das Trauma und die damit verbundenen negativen Gefühle durch einen erhöhten Konsum von Alkohol, Medikamenten oder Drogen selbst wieder in den Griff zu bekommen. Bei einer vorliegenden PTBS besteht bei Betroffenen eine bis zu zwölf Mal höhere Auftretenswahrscheinlichkeit für eine substanzbezogene Sucht, ca. 60 bis 80 Prozent weisen einen Alkoholmissbrauch auf. Andererseits liegt bei primär Suchtkranken in ca. 25 Prozent der Fälle eine PTBS vor. Der Konsum von zentral dämpfenden Substanzen wie Alkohol, Benzodiazepinen, Cannabis oder Heroin verringert deutlich die mit der PTBS verbundenen Symptome. Die fragmentierten Gedächtnisinhalte bleiben jedoch unverändert erhalten, so dass aus diesem Selbstbehandlungsversuch schnell eine Abhängigkeit entstehen kann. In diesen Fällen muss dann zunächst eine spezielle Behandlung der Sucht erfolgen.[146]

Angst- und Panikstörung

Wie bereits dargestellt, zählen Angst, Panikattacken und Vermeidung verschiedener Situationen, die im Zusammenhang mit dem Trauma stehen, zu den typischen Symptomen einer PTBS. Wenn sich die Angst und das Vermeidungsverhalten auf eine Situation beschränken (z. B. Autofahren nach einem Unfall, Dunkelheit nach einem nächtlichen Überfall), handelt es sich um eine spezifische Phobie. Treten hingegen nach einem Trauma plötzlich gehäuft Angstanfälle mit vielschichtigen körperlichen Symptomen wie Luftnot, Schweißausbrüche, Schwindel oder Herzrasen

[145] Vgl. ICD-10

[146] http://www.aerzteblatt.de/archiv/66314/Sucht-und-Trauma-Herausforderung-an-eine-integrative-Behandlung (Abruf am 04.09.2013)

noch: Psychische Erkrankungen im Zusammenhang mit einer PTBS

auf und bestehen Befürchtungen dahingehend, zu sterben oder den Verstand zu verlieren, spricht man von einer Panikstörung. Auch nach einer Traumatisierung kann es zu übermäßiger Angst und sorgenvollen Gedanken kommen, dass etwas Schlimmes passiert. Die Sorgen betreffen dann u.a. auch Angehörige, so dass ein Kontrollverhalten möglich ist, indem sie beispielsweise angerufen werden, um nachzufragen, ob alles in Ordnung ist. Dies kann auf Dauer zu einer erheblichen Belastung im zwischenmenschlichen Bereich führen. Hierbei handelt es sich um eine generalisierte Angststörung. Des Weiteren sind Ängste im sozialen Bereich möglich. Die Ängste beziehen sich dann auf soziale Situationen oder Leistungssituationen, in denen man von anderen bewertet wird. Betroffene fürchten, sich zu blamieren oder dass etwas Peinliches passieren könnte. Aus Angst vor der Bewertung werden solche Situationen vermieden. Diese Störung bezeichnet man als soziale Phobie. Bei der Agoraphobie handelt es sich um Ängste an Orten, in denen eine Flucht schwierig oder peinlich ist (z. B. Verkehrsmittel, Kino, Schlange stehen). Häufig entwickelt sich eine Angst vor der Angst, so dass diese Orte nicht mehr aufgesucht werden. Im Extremfall können Betroffene dann das Haus nicht mehr allein verlassen. Es liegt eine Angst vor einem Kontrollverlust vor, obgleich die Betroffenen in der Panikattacke genau diesen Kontrollverlust erleben. Je nach Studie treten Angst-/Panikstörungen in ca. 30 bis 50 Prozent bei Betroffenen mit einer PTBS auf.

Chronische Schmerzstörung

Betroffene einer PTBS berichten häufiger über chronische Schmerzen. Je nach Studie schwanken die Angaben bezüglich der Häufigkeit des Auftretens chronischer Schmerzen bei PTBS zwischen 34 und 80 Prozent. Andererseits ist bei Betroffenen mit chronischen Schmerzen bei ca. 15 Prozent (je nach Studie bis zu 50 Prozent) auch eine PTBS zu finden. Bei Kriegsveteranen liegen bei 66 bis 80 Prozent chronische Schmerzen vor, bei berenteten Feuerwehrleuten bei 45 Prozent. Von einer chronischen Schmerzstörung spricht man, wenn der Schmerz über einen längeren Zeitraum anhält und nicht ausschließlich auf einen körperlichen Befund zurückgeführt werden kann. Der Schmerz wird dann selbst zur Krankheit. Es hat den Anschein, dass sich chronische Schmerzen und PTBS gegenseitig bedingen und aufrechterhalten. PTBS und chronischer Schmerz haben ähnliche kognitive, physiologische und verhaltensbezogene Muster. Beispielsweise treten Angst, erhöhte Erregbarkeit und Vermeidung, emotionale Labilität und eine Neigung zur erhöhten Selbstbeobachtung körperlicher Symptome bei beiden Störungen auf. Beide neigen zum vermehrten Grübeln, sich Sorgen machen bzw. zu katastrophisierenden Gedanken. Es liegt die Vermutung nahe, dass es nach Traumatisierungen zu einer Veränderung der Schmerzwahrnehmung und Schmerzverarbei-

noch: Psychische Erkrankungen im Zusammenhang mit einer PTBS

tung kommt.[147] Neben Stimmungsstörungen können im Zusammenhang mit einer PTBS auch körperliche Funktionsstörungen oder somatische Beschwerden auftreten, für die es jedoch kein organisches Korrelat gibt, das die Beschwerden erklären könnte. Häufig werden Kopfschmerzen (insbesondere nach Unfällen) beschrieben, die auch nach längerer Zeit noch fortbestehen.[148] Möglich sind darüber hinaus sexuelle Funktionsstörungen, wobei bei Männern eher das sexuelle Interesse abnimmt bzw. eine Impotenz auftritt, während Frauen zu einer Abnahme der sexuellen Genussfähigkeit bis zur Anorgasmie neigen.[149]

Körperliche Erkrankungen

Aktuelle Studien zeigen auch, dass bei einer PTBS auch das Risiko für körperliche Erkrankungen (Herz-Kreislauferkrankungen, Diabetes mellitus u. a.) steigt. Es zeichnet sich immer mehr ab, dass die Entwicklung und der Verlauf chronischer körperlicher Erkrankungen durch traumatische Erlebnisse negativ beeinflusst werden. US-Kriegsveteranen mit einer PTBS leiden deutlich häufiger an einer koronaren Herzkrankheit (KHK) als Veteranen ohne PTBS. Auch andere chronische Leiden wie Asthma bronchiale, Diabetes mellitus, Schilddrüsenerkrankungen, Osteoporose oder chronische Schmerzen treten nach einer Traumatisierung häufiger auf. Untersuchungen haben ergeben, dass Menschen mit einer PTBS fast drei Mal so häufig an chronisch körperlichen Krankheiten leiden als Menschen ohne Traumatisierung. Es liegt die Vermutung nahe, dass zum einen der risikoreichere Lebensstil von Betroffen mit PTBS (z. B. erhöhter Nikotinkonsum) zur Entstehung beiträgt, zum anderen auch direkte Folgen des Traumas (erhöhte und längere Bereitstellung von Stresshormonen) eine Rolle spielen. Des Weiteren wurden erhöhte Zeichen einer chronischen Entzündung im Blut gefunden. Stresshormone und Entzündungsbotenstoffe gelten als Risikofaktoren beispielsweise für Diabetes mellitus vom Typ 2 (sogenannter Altersdiabetes) und koronare Herzkrankheiten.[150]

---

147 http://www.wahrendorff.de/termine/symposium-xiii/PTPS+chronische%20Schmerzen.pdf (Abruf am 04.09.2013)

148 Hickling, E. J./Blanchard, E. B./Schwarz, S. P./Silverman, D. J.: Headaches and Motor Vehicle Accidents: Results of the Psychological Treatment of Post-Traumatic Headache. Headache Quarterly, 1992, Vol. 3(3), S. 285–289

149 Scrignar, C. B.: Posttraumatic Stress Disorder and Sexuell Dysfunction. Medical Aspect of Human Sexuality, 1987, February, S. 102–110

150 http://www.schattenblick.de/infopool/medizin/fachmed/mz1ps130.html (Abruf am 04.09.2013)

Das Wichtigste in Kürze

Im Zusammenhang mit einer PTBS treten häufig weitere psychische Erkrankungen auf. Die Wahrscheinlichkeit liegt je nach Studie zwischen 50 bis 100 Prozent. An erster Stelle ist hier die Depression zu nennen, gefolgt von den Angststörungen. Nicht selten kommt es auch zum Missbrauch bis hin zur Abhängigkeit von Alkohol, Medikamenten oder Drogen im Sinne eines Bewältigungsversuchs.

Suchterkrankungen sowie die im Rahmen einer Depression bestehende Suizidalität bedürfen einer eigenen und spezifischen Behandlung.

Differentialdiagnostische Abgrenzung der PTBS zu anderen Störungen

Da etliche Symptome, die bei einer PTBS zu finden sind, auch bei anderen psychischen Störungen auftreten, ist eine Abgrenzung zu diesen wichtig. Teilweise sind die psychischen Symptome unspezifisch, so dass Ähnlichkeiten oder Überschneidungen mit einer PTBS bestehen.

Mögliche psychische Störungen

Anpassungsstörungen

Im DSM-IV ist die PTBS differentialdiagnostisch von der Anpassungsstörung nach Belastungssituationen abzugrenzen, wobei es sich hier um Belastungsfaktoren jeglicher Schwere handelt. Diese Diagnose sollte dann gestellt werden, wenn die Reaktion auf die extreme Belastung nicht die Kriterien der PTBS erfüllt bzw. die Symptomatik einer PTBS als Reaktion auf nicht besonders extreme Belastung (z. B. Verlust des Arbeitsplatzes) auftritt.

Weiterhin gibt es eine eigene Kategorie für Anpassungsstörungen mit beispielsweise depressiver oder ängstlicher Verstimmung, die jedoch in der Regel nach einigen Wochen oder Monaten wieder abklingt. In Abgrenzung zur PTBS sind bei Anpassungsstörungen die traumatischen Situationen meist nicht so schwerwiegend. Außerdem ist der Zeitraum des Auftretens der Symptomatik von Bedeutung. Während die Anpassungsstörung innerhalb von drei Monaten nach dem Erlebnis auftritt und nach den diagnostischen Kriterien meist nicht länger als sechs Monate anhält, kann die PTBS auch erst Monate oder Jahre nach dem belastenden Erlebnis in Erscheinung treten. Jedoch können sich beide Störungen zeitlich überschneiden.

Akute Belastungsreaktionen/-störungen

Die akute Belastungsreaktion/-störung wird von der PTBS durch das zeitliche Auftreten abgegrenzt. Im DSM-IV spricht man von einer akuten Belastungsstörung, wenn eine Person mit einem traumatischen Ereignis konfrontiert war, währenddessen sie intensive Furcht, Hilflosigkeit oder Entsetzen empfand und dissoziative Symptome erlebte. Genau wie bei der Posttraumatischen Belastungsstörung müssen im Nachfeld Symptome des Wiedererlebens, des Vermeidungsverhaltens und des erhöhten Erregungsniveaus auftreten. Die Person muss unter den Symptomen leiden; und diese treten mindestens zwei Tage, höchstens jedoch vier Wochen lang innerhalb von vier Wochen nach dem Ereignis auf.[151] An dieser Stelle wären die „combat stress reaction" und der „battle shock" nach Kriegsereignissen zu nennen, deren Symptomatik sehr vielschichtig ist.[152]

In der ICD-10 wird diese Störung als akute Belastungsreaktion bezeichnet. Sie beschreibt eine vorübergehende Störung, die sich bei einem psychisch nicht manifest gestörten Menschen als Reaktion auf eine außergewöhnliche physische oder psychische Belastung entwickelt und im Allgemeinen innerhalb von Stunden oder Tagen abklingt. Die individuelle Vulnerabilität und die zur Verfügung stehenden Bewältigungsmechanismen (Coping-Strategien) spielen bei Auftreten und Schweregrad der akuten Belastungsreaktionen eine Rolle. Die Symptomatik zeigt typischerweise ein gemischtes und wechselndes Bild, beginnend mit einer Art von „Betäubung", einer gewissen Bewusstseinseinengung und einer eingeschränkten Aufmerksamkeit, der Unfähigkeit, Reize zu verarbeiten und einer Desorientiertheit. Diesem Zustand kann ein weiteres sich Zurückziehen aus der Umweltsituation folgen oder aber ein Unruhezustand und Überaktivität. Zumeist treten vegetative Zeichen panischer Angst wie Tachykardie (beschleunigter Herzschlag), Schwitzen und Erröten auf. Die Symptome erscheinen im Allgemeinen innerhalb von Minuten nach dem belastenden Ereignis und gehen innerhalb von zwei oder drei Tagen, oft innerhalb von Stunden zurück.[153]

---

151 Vgl. DSM-IV

152 Dreßig, H./Berger, M.: Posttraumatische Stresserkrankung. Zur Entwicklung des gegenwärtigen Krankheitskonzepts. Nervenarzt, 1991, 62, S. 16–26

153 Vgl. ICD-10

Persönlichkeitsänderungen

Besteht nach einer traumatischen Belastung bei den Betroffenen eine feindliche und misstrauische Haltung der Welt gegenüber, die von einem Gefühl der Leere und Hoffnungslosigkeit sowie Nervosität begleitet wird, entspricht dies den Kriterien einer andauernden Persönlichkeitsänderung, die nach der ICD–10 als eine chronische, irreversible Folge einer PTBS angesehen wird. Die Persönlichkeitsänderung muss wenigstens zwei Jahre bestehen. Die Belastung muss darüber hinaus sehr extrem gewesen sein (z. B. Folter, andauernde Gefangenschaft, länger andauernde lebensbedrohliche Situation). Weiterhin sind sozialer Rückzug, ein chronisches Gefühl der Anspannung wie bei ständigem Bedroht-Sein und ein Entfremdungsgefühl ein Kennzeichen. Eine Posttraumatische Belastungsstörung kann vorausgegangen sein.[154]

Angststörungen

Die Angststörung wird ebenfalls von vegetativen Symptomen (z. B. Herzrasen, Luftnot, Schwitzen u. a.) wie bei der PTBS begleitet, kann aber von dieser dadurch abgegrenzt werden, dass sich bei anderen Angststörungen die Symptomatik nicht auf eine traumatische Erfahrung zurückführen lässt.

Depressive Störungen

Weiterhin ist bei depressiven Gefühlen, Hoffnungslosigkeit, Interessenverlust u. a. unspezifischen Symptomen an eine depressive Störung zu denken, wobei diese Symptome auch Hinweis für eine emotionale Erstarrung nach einem traumatischen Erlebnis sein können. Da die PTBS häufig mit einer depressiven Störung verknüpft ist, sollten bei Vorliegen der Kriterien für beide Störungen auch beide Diagnosen gestellt werden. Überlappende Symptome sind neben der depressiven Stimmungslage der Verlust an Interesse und Freude sowie Konzentrations- und Schlafstörungen.

Als Merkmal zur Unterscheidung von Depression und PTBS kann die Intrusion, die sich aufdrängende Erinnerung an das Trauma, angesehen werden, welche ein Kernsymptom der PTBS darstellt, nicht jedoch bei depressiven Störungen zu finden ist. Außerdem sind Affekteinschränkung sowie eine negative Stimmungslage als Folge der Über-

[154] Vgl. ICD-10

flutung mit traumatischen Erinnerungen zu sehen, nicht jedoch als Folge eines verminderten Selbstwertgefühls, wie dies bei depressiven Patienten der Fall ist. Darüber hinaus ist zu prüfen, ob es vor dem Trauma depressive Episoden gab. Bisher konnte noch nicht abschließend geklärt werden, in welcher zeitlichen Abfolge die Symptomatik auftritt, um zu klären, welche Symptome die primären Veränderungen nach einem Trauma sind und welche als Folgesymptome eingeordnet werden müssen.

Schizophrenie

Eine weitere Abgrenzung ist gegenüber der Schizophrenie notwendig. Stehen bei der Schizophrenie die Halluzinationen in keinem Zusammenhang mit konkreten Erfahrungen, so können bei der PTBS Pseudohalluzinationen inhaltliche Rückblenden und Erinnerungsbilder an das Trauma darstellen.

Überschneidungen zu einer speziellen Persönlichkeitsstörung bestehen bei Symptomen von Impulsivität, feindlicher Haltung, unverantwortlichem Finanzgebaren und sexuellen Funktionsstörungen. Die Unterschiede lassen sich insbesondere in der Biografie der Betroffenen finden. Traten bereits in der Kindheit und Jugend auffällige Verhaltensmuster auf, kann dies ein Hinweis auf das Vorliegen einer Persönlichkeitsstörung sein.

Zeigten sich schon vor Konfrontation mit einem Belastungsfaktor Symptome von Vermeidung, Empfindungslosigkeit und erhöhtem Arousal, sind die Kriterien einer PTBS nicht erfüllt. In diesem Fall müssen andere Diagnosen (z. B. Angststörung, affektive Störung) in Betracht gezogen werden. Treten wiederkehrende und sich aufdrängende Gedanken auf, die als unangemessen empfunden werden und nicht im Zusammenhang mit einem erlebten Trauma stehen, liegt der Verdacht einer Zwangsstörung nahe. Ebenso müssen Flashback-Episoden von Wahrnehmungsstörungen (z. B. Illusionen, Halluzinationen) abgegrenzt werden, die bei anderen psychiatrischen Erkrankungen (z. B. psychotische Störungen, Schizophrenie, Delir, substanzinduzierte Störungen) auftreten. Weiterhin gilt es, eine Simulation oder Aggravation zu bedenken, wenn versicherungsrechtliche oder forensische Belange sowie finanzielle Entschädigungen eine Rolle spielen.[155]

---

155 Vgl. DSM-IV

Diagnostik und Behandlungsnotwendigkeit

Eine ausführliche Diagnostik ist notwendig, um im Anschluss daran die notwendigen therapeutischen Maßnahmen ableiten zu können. Sollte eine Abhängigkeit von Alkohol oder anderen Substanzen vorliegen, empfiehlt es sich, zunächst diese zu behandeln. Auch das Vorliegen einer akuten Suizidgefahr muss vor Therapiebeginn ausgeschlossen werden und stellt eine eigenständige Behandlungsnotwendigkeit dar.

Verlauf einer PTBS

Bezüglich des zeitlichen Auftretens von Symptomen nach einem traumatischen Ereignis gibt es verschiedene Verlaufsformen. Treten Beschwerden relativ schnell nach einen Trauma auf und halten diese nur einige Tage an, spricht man von einer akuten Belastungsreaktion. Bestehen die Beschwerden hingegen weiter, so kann dies zu einer posttraumatischen Belastungsstörung führen, die auch einen chronischen Verlauf nehmen kann.

Abbildung 9: Verlauf einer PTBS[156]

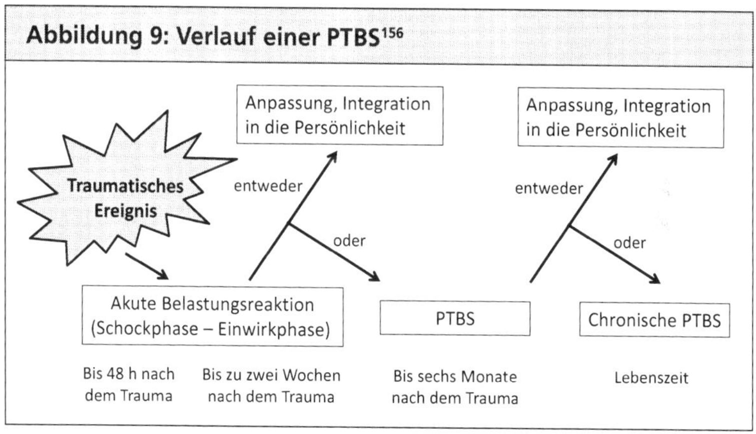

Darüber hinaus ist ein verzögerter Beginn der Symptomatik möglich. Davon ist auszugehen, wenn die Symptomatik erst Monate bis Jahre nach dem traumatischen Ereignis auftritt.

[156] Kowalski, J. T.: Psychotraumatisierung und akute Belastungsreaktion. In: Puzicha, K. J. (Hrsg.): Psychologie für Einsatz und Notfall. Internationale truppenpsychologische Erfahrungen mit Auslandseinsätzen, Unglücksfällen, Katastrophen. Bernhardt & Graefe, Bonn 2001, S. 215–221

Das Wichtigste in Kürze

Psychische Beschwerden sind häufig unspezifisch, so dass zwischen den verschiedenen Krankheitsbildern auch Überlappungen zu finden sind.

Im Zusammenhang mit einer PTBS treten häufig weitere psychische Störungen auf. An erster Stelle steht hier die Depression. Um den Betroffenen die adäquate Therapie zukommen zu lassen, ist die Abgrenzung der PTBS zu anderen psychischen Erkrankungen wie Depression, Angststörung, Substanzmissbrauch usw. notwendig.

Risiko- und Schutzfaktoren

Risiko- und Vulnerabilitätsfaktoren

Bei der Bewältigung eines Traumas spielen die biologische und psychische Verwundbarkeit (Vulnerabilität; lat. vulnus „Wunde"), psychosoziale Faktoren, prätraumatische Faktoren, Art und Eigenschaften des Traumas selbst, posttraumatische Faktoren sowie die zur Verfügung stehenden Bewältigungsmechanismen eine entscheidende Rolle. Die Wahrscheinlichkeit, nach einem belastenden Ereignis eine PTBS zu entwickeln, steigt, wenn bestimmte Risikofaktoren bei den Betroffenen zu finden sind. Jedoch ist es nur wenigen Menschen möglich, sich im Laufe des Lebens auf das mögliche Ausmaß an Brutalität und Unmenschlichkeit einzustellen, um ggf. keine PTBS zu entwickeln.

Darüber hinaus machen eine Reihe vielschichtiger disponierender Faktoren auf physiologischer, psychischer und sozialer Ebene das Auftreten einer PTBS nach einer Traumatisierung wahrscheinlicher. Verschiedene Studien haben diese Risikofaktoren identifiziert.

Das Trauma selbst stellt einen prädisponierenden Faktor dar, da die Schwere des Traumas die Wahrscheinlichkeit sowie das Ausmaß einer PTBS im Wesentlichen bestimmt. Es kommt vorrangig dann zur Ausbildung einer PTBS, wenn eine intensive und brutale Konfrontation der Betroffenen mit Leid, Tod oder Verstümmelung stattfindet oder eine Gefahr um die eigene leibliche und seelische Integrität besteht. Das bedeutet, dass insbesondere körperliche Verletzungen und vorsätzliche Schädigungen durch andere Menschen häufig zu schweren Traumatisierungen führen.[157]

---

[157] Vogelsang, M.: Verhaltenstherapie der Posttraumatischen Belastungsstörung. Psychotherapeut, 1996, 41, S. 254–263

PTBS-Häufigkeit nach belastenden Ereignissen	
Art des Traumas	**PTBS-Häufigkeit**
KZ-Haft	50–65 %
Vergewaltigung/sexueller Missbrauch	50–55 %
Verkehrsunfall	3–11 %
Brand, Feuer, Naturkatastrophe	5 %
Zeuge eines Unfalls oder von Gewalt	2–7 %
Vietnam-Veteranen	bis zu 30 %

Weiterhin ist davon auszugehen, dass ein Trauma zwar notwendig, aber nicht die alleinige Bedingung für die Entwicklung einer PTBS ist.

In verschiedenen Studien wurden folgende Risiko- und Vulnerabilitätsfaktoren identifiziert:

Risiko- und Vulnerabilitätsfaktoren

Vor dem Trauma

- Traumatisierungen in der Kindheit
- geringer Bildungsstand
- weibliches Geschlecht
- jüngeres oder älteres Alter bei der Traumatisierung
- geringe Bewältigungsstrategien
- psychische Vorerkrankungen wie Depression

Während des Traumas

- Art, Schwere und Dauer des Traumas
- Interpretation der Ereignisse
- wahrgenommene Lebensbedrohung
- dissoziative Symptome, wie Derealisation oder Depersonalisation während des Traumas
- Selbstaufgabe, Panikattacken und hohes Erregungsniveau
- Verlust nahe stehender Personen

noch: Risiko- und Vulnerabilitätsfaktoren

Nach dem Trauma

- vermeidender Bewältigungsstil (Vermeidung von Gedanken und Gefühlen, die mit dem Trauma in Verbindung stehen)
- nicht über die Geschehnisse reden
- dysfunktionales Sicherheitsverhalten
- exzessiver Ärger oder Wut
- Ablenkung
- Veränderungen des Weltbildes (wenig Vertrauen in andere, Welt als ungerecht und schlecht ansehen, Gefühl der Unterlegenheit)
- unangemessene Schuldgefühle als Versuch der Kontrollierbarkeit der Traumaverursachung (Ich bin schuld.)
- unverhältnismäßige Bedeutung des Traumas (Leben ist ruiniert.)
- belastende Grübeleien über das Trauma und die Folgen (Warum ich?)
- geringe soziale Unterstützung
- hohe Belastungen nach dem Trauma
- exzessiver Konsum von Berichterstattungen über das Ereignis
- Entwertung und Kritik anderer[158]

Dabei sind nicht alle Risikofaktoren gleich gewichtet. In klinischen Studien beschreiben Effektstärken das Ausmaß der Wirkung der zu untersuchenden Faktoren (z. B. Therapieerfolge) gegenüber einer Vergleichsgruppe. Bei einer Effektstärke von 0.2 spricht man von einem kleinen Effekt, bei 0.5 von einem mittleren Effekt und ab 0.8 von einem starken Effekt. Es können jedoch auch schwache Effekte als zuverlässig angesehen werden, wenn sie in verschiedenen Studien zu finden sind.[159]

158 Kröger, C.: Psychologische Erste Hilfe. Hogrefe Verlag für Psychologie, Göttingen, Bern, Toronto, Seattle 2013, S. 17–18

159 Cohen, J.: Statistical Power Analysis for the Behavioral Sciences. Hillsdale: Lawrence Erlbaum Associates, 1988

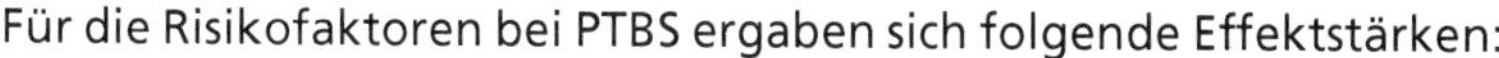

Für die Risikofaktoren bei PTBS ergaben sich folgende Effektstärken:

Abbildung 10: Risikofaktoren für eine PTBS[160]

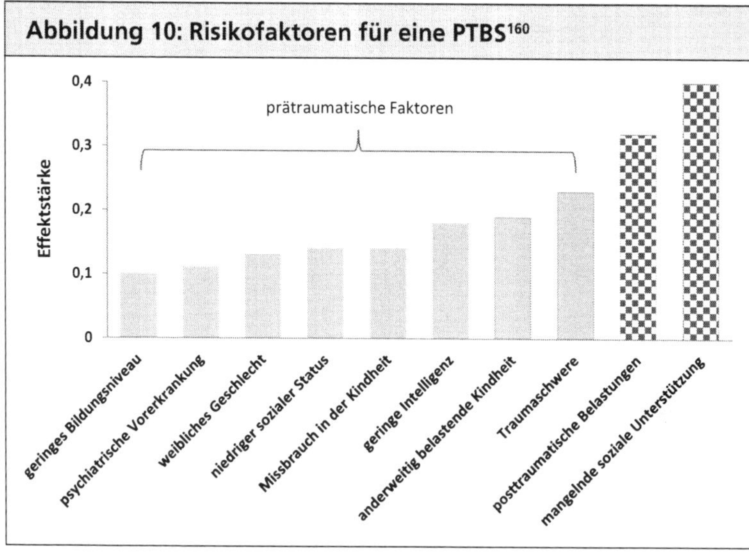

Bei den prätraumatischen Faktoren erwiesen sich belastende Kindheitsereignisse sowie eine geringere Intelligenz als die stärksten Risikofaktoren. Dabei wirkt sich eine geringere Intelligenz nicht nur vor, sondern auch nach einem Trauma aus, da den Betroffenen häufig weniger Bewältigungsmöglichkeiten zur Verfügung stehen.

Danach folgt die Schwere des Traumas. Den quantitativ größten Einfluss bezüglich der Entwicklung einer PTBS haben hingegen Belastungen nach dem Trauma sowie eine mangelnde soziale Unterstützung. Auf einige Risikofaktoren soll im Folgenden genauer eingegangen werden:

Persönlichkeitsmerkmale

Der Einfluss von Persönlichkeitsfaktoren auf die Entwicklung einer PTBS spricht für die Vielschichtigkeit des Geschehens. So wurde eine gehäufte genetische Belastung bei PTBS-Betroffenen mit Angst- oder Depressionssymptomen festgestellt, was vermuten lässt, dass

[160] Brewin, C. R./Andrews, B./Valentin, J. D.: Meta-analysis of risk factors for postraumatic stress disorder in trauma-exposed adults. Journal of Consulting and Clinical Psychology, 200, 68 (5), S. 748–766

bei einer Stresssituation diese genetischen Prädispositionen (Veranlagungen) zum Ausdruck kommen.[161] Eine weitere Beobachtung gründet in der Tatsache, dass von den Betroffenen sowohl positive als auch negative sowie äußerliche und unkontrollierbare Ereignisse wahrgenommen werden, was mit den Gefühlen von Hilflosigkeit und geringer sozialer Kompetenz sowie einer geringen Motivation verbunden ist.

Soziale Unterstützung

Soziale Unterstützung kann den Verlauf psychischer Störungen positiv beeinflussen. Gleiches gilt für die PTBS. Darüber hinaus ist es wichtig, dass Traumatisierte (wenn möglich) gut und adäquat in ihren Alltag eingegliedert werden. Positive Lebensereignisse haben jedoch nur dann einen positiven Einfluss, wenn die Betroffenen gut sozial integriert sind. Fehlt die soziale Integration, können auch positive Lebensumstände einer Zunahme der Symptomatik nicht entgegenwirken.

Life events

In den letzten Jahren konnte nachgewiesen werden, dass negative Lebensereignisse häufig mit dem Auftreten einer psychischen Störung assoziiert sind. Durch diese Stressreaktionen kann das psychophysische Gleichgewicht nicht aufrechterhalten werden. Um dieses jedoch wiederherstellen zu können, muss das Individuum alle zur Verfügung stehenden Ressourcen mobilisieren.

Nun stellt ein traumatisches Erlebnis eine schwierige Lebenssituation für die Betroffenen dar. Im Sinne eines kumulativen Effekts können schwierige Lebensumstände nach einem Trauma die Symptomatik sowie den Verlauf einer PTBS negativ beeinflussen, da es zu einer Überforderung der zur Verfügung stehenden Ressourcen kommt. In der Bewältigung von Stress werden im Wesentlichen zwei Bewältigungsmuster angewandt:

- Die problemorientierte Strategie mit dem Ziel einer aktiven Bewältigung von Stresssituationen.

[161] McFarlane, A. C.: The Aetiology of Post-traumatic Morbidity: Predisposing, Precipitating and Perpetuating Factors. British Journal of Psychiatry, 1989, 154, S. 221–228

- Die emotional fokussierte Bewältigung mit dem Ziel der Reduktion innerer Spannung, z. B. durch Stressverleugnung. Dadurch kann zwar zunächst das emotionale Gleichgewicht wiederhergestellt werden, langfristig sind jedoch negative Konsequenzen für das psychische Befinden zu erwarten, da keine aktive Bewältigung der Stresssituation erfolgt ist.

Diese zwei Formen der Stressbewältigung führen bei Patienten mit einer PTBS dazu, dass Betroffene mit einer eher emotional ausgerichteten Bewältigungsstrategie eine stark ausgeprägte Symptomatik, Betroffene mit einem problemorientierten Umgang eine geringere Symptomatik aufweisen. Darüber hinaus erleben Betroffene mit ausgeprägter Symptomatik im weiteren Verlauf häufiger negative Ereignisse, was wiederum zur Verschlimmerung führt.

Entwicklungsstand und Alter

Ein traumatisches Ereignis kann in den verschiedenen Altersstufen zu verschiedenen Reaktionen führen. Fehlende Zuwendung sowie frühe Trennungserfahrungen können die Entwicklung des Individuums empfindlich stören, da das Bindungsverhalten eine wichtige Funktion hat und sowohl für das Überleben als auch für die Fortpflanzung eine entscheidende Rolle spielt. Störungen der Bindung in der Kindheit können langfristige neurophysiologische Folgen haben. Dies spiegelt sich darin wider, dass Vernachlässigung, Trennung oder Misshandlung in der Kindheit zu schweren psychosozialen Folgen führen können (z. B. Störungen in der Gefühlsmodulation, Schwierigkeiten in der Entwicklung von neuen Bewältigungsmechanismen, herabgesetzte Immuntoleranz, Störungen im Eingehen von sozialen Bindungen).

Schutzfaktoren

Aus den dargestellten Risikofaktoren lassen sich Schutzfaktoren ableiten, die einen günstigen Einfluss auf die Bewältigung einer extremen Belastung ohne psychische Folgen haben. Diese geben den Betroffenen die Möglichkeit, das Trauma besser integrieren zu können. Protektive Faktoren stellen dabei eine Disposition des Betroffenen dar, mit traumatischen Ereignissen umzugehen. Davon abzugrenzen sind korrektive Faktoren, zu denen auch die Psychotherapie zu zählen ist, die bei der Verarbeitung des Traumas helfen.

Protektiv wirkende Faktoren

Vor dem Trauma

- enge Beziehung zu den Eltern und gutes soziales Netzwerk
- höherer Bildungsabschluss
- hoher sozioökonomischer Status
- optimistische Grundhaltung
- hohe Kontrollüberzeugung
- hohe Widerstandsfähigkeit (Hardiness)

Während des Traumas

- keine

Nach dem Trauma

- soziale Wertschätzung als Opfer mit entsprechender Entschädigung
- geringe psychosoziale Belastungen nach dem Trauma
- Offenheit und Offenlegung des Traumas
- finanzielle Absicherung
- aktive Auseinandersetzung mit den Geschehnissen
- persönliche Reifung nach dem Trauma (Wertschätzung des Lebens, Veränderung der Bewältigungsmöglichkeiten)
- hoher Kohärenzsinn[162, 163]

Je höher der Grad der sozialen Unterstützung ist, umso eher kann der Entwicklung einer PTBS entgegengewirkt werden. Dabei stellt insbesondere die emotionale Unterstützung einen protektiven Faktor dar.[164] Der Kohärenzsinn („sense of coherence") ist ein starker Schutzfaktor und drückt die Fähigkeit aus, das Geschehene geistig einzuordnen, verstehen und ihm einen Sinn geben zu können.[165] Dabei haben Personen mit einem guten Kohärenzsinn aufgrund ihres

162 Price, J. L.: Findings from the National Vietnam Veterans' Readjustment Study – Factsheet; National Center for PTSD. United States Department of Veterans Affairs

163 Kröger, C.: Psychologische Erste Hilfe. Hogrefe Verlag für Psychologie, Göttingen, Bern, Toronto, Seattle 2013, S. 17–18

164 Solomon, Z./Mikulincer, M./Avitzur, E.: Coping, locus of control, social support and combat-related posttraumatic stress disorder: A prospective study. Journal of Personality and Social Psychology 1988, 55, S. 279–285

165 Antonovsky, A.: Unraveling the mystery of health. Jossey-Bass, San Francisco 1987

Weltverständnisses die Fähigkeit, Ereignisse vorherzusagen. Kohärenzsinn und Symptomatik der PTBS stehen somit in einem gegensätzlichen Verhältnis zueinander.[166] Weitere Schutzfaktoren stellen Bewältigungsprozesse dar, die mit persönlicher Offenheit und Offenlegung der traumatischen Erinnerungen verbunden sind, das heißt, dass das Reden über das Trauma sowohl die subjektive Befindlichkeit verbessert als auch die Häufigkeit von Arztbesuchen verringert.[167]

Aus den genannten Risiko- und Schutzfaktoren lässt sich erkennen, dass die Entwicklung einer PTBS mehrere Ursachen hat, was sich im nachfolgenden multifakoriellen Rahmenmodell niederschlägt.

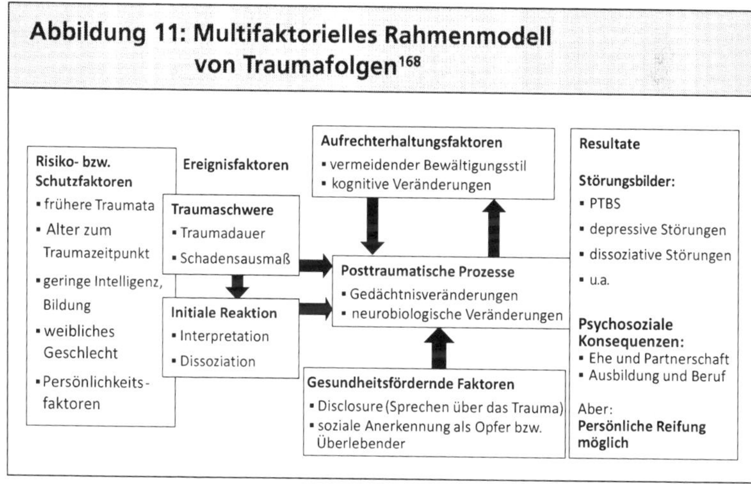

Risikofaktoren (prätraumatisch) haben insgesamt einen geringeren Einfluss als Ereignis- und Aufrechterhaltungsfaktoren. Bezüglich des Alters zum Zeitpunkt des Traumas weisen Kinder und Jugendliche sowie ältere Erwachsene das höchste Risiko auf. Der Einfluss von Per-

[166] Maercker, A.: Posttraumatische Belastungsstörungen: Psychologie der Extrembelastungsfolgen bei Opfern politischer Gewalt. Unveröffentlichte Habilitationsschrift, Technische Universität Dresden 1997

[167] Pennebaker, J. W.: Traumatic experience and psychosomatic disease: Exploring the roles of behavioral inhibition, obsessing, and confiding. Canadian Psychology 1985, 26, S. 82–95

[168] Maerker, A.: Posttraumatische Belastungsstörungen, Springer Verlag, Berlin, Heidelberg 2000, S. 34–47

sönlichkeitseigenschaften kann nicht abschließend geklärt werden, da es schwierig ist, Rückschlüsse auf die Persönlichkeit vor einem Trauma zu ziehen. Bei den Ereignisfaktoren (peritraumatisch) gilt es als sicher, dass die Schwere des Traumas mit dem Ausmaß der Folgen direkt in Beziehung steht. Allerdings ist dieser Zusammenhang geringer als bei der initialen Reaktion auf ein traumatisches Ereignis.

Sehen Betroffene im Rahmen des Traumas für sich Einflussmöglichkeiten, sind die posttraumatischen Folgen eher geringer ausgeprägt. Auftretende dissoziative Symptome während des Traumas (z. B. Depersonalisation, Derealisation) haben hingegen keine schützende Wirkung. Gegenwärtig hat es den Anschein, dass die Aufrechterhaltungsfaktoren den größten Einfluss auf die PTBS haben. Zu diesen posttraumatischen Belastungen gehören familiäre und berufliche Probleme sowie aufgetretene körperliche oder materiell-finanzielle Schäden. Aber auch die Veränderung von Denkmustern nach einem Trauma hat Einfluss auf die Entwicklung und Aufrechterhaltung der Symptomatik.

An gesundheitsfördernden Faktoren ist der Kohärenzsinn zu nennen, der es den Betroffenen ermöglicht, das Trauma einzuordnen, zu verstehen und ihm einen Sinn geben zu können. Die soziale Unterstützung in Form von Rückkehr der Betroffenen in einen normalen Alltag, die Möglichkeit, über das Erlebte zu sprechen sowie Anerkennung als Opfer durch die Umgebung spielen eine entscheidende Rolle. Ebenfalls ausschlaggebend für spätere Folgen einer Traumatisierung sind neurobiologische Veränderungen sowie Veränderungen im Gedächtnis. Als Folge von Traumata sind neben psychischen Störungen auch psychosoziale Konsequenzen in Form von Arbeitsplatzverlust, Abbruch von Ausbildungen, Karriereeinbrüchen, Trennungen, Erziehungsproblemen oder querulatorischen Verhalten zu finden. Andererseits berichten Betroffene über eine persönliche Reifung, was im psychotherapeutischen Prozess genutzt werden kann.[169]

---

[169] Vgl. Maercker, A., 2000, S. 34–38

Das Wichtigste in Kürze

Die wichtigsten Risikofaktoren

- Niedriges Bildungsniveau
- Sozioökonomischer Status
- Psychiatrische Vorerkrankungen
- Traumatische Erfahrungen
- Weibliches Geschlecht
- Belastende Ereignisse in der Kindheit
- Schwere des Traumas
- Stress nach dem Trauma

Die wichtigsten Schutzfaktoren

- Mangelhaft erlebte soziale Unterstützung
- Gute soziale Beziehungen zu mindestens einer primären Bezugsperson in der Herkunftsfamilie
- Überdurchschnittliche Intelligenz
- Sicheres Bindungsverhalten
- Aktives und kontaktfreudiges Temperament
- Soziale Förderung
- Verlässliche und unterstützende Bezugspersonen im Erwachsenenalter
- Geringe Risiko-Gesamtbelastung
- Feste soziale Beziehungen in der Gegenwart

Eine große Bedeutung kommt der sozialen Unterstützung nach einem Trauma zu.

PTBS behandeln

Medikamentöse Therapie

Für die Anwendung von Psychopharmaka zur Behandlung der PTBS sprechen verschiedene neurobiologische Veränderungen. Bisher spielt jedoch die Psychopharmakotherapie eine eher untergeordnete Rolle. Vor Beginn einer medikamentösen Behandlung ist eine ausführliche Diagnostik erforderlich, um weitere Störungen (Komorbidität) sicher zu erkennen. Eine medikamentöse Therapie ist unter folgenden Gesichtspunkten in Betracht zu ziehen:

- bei ausgeprägter klinischer Symptomatik
- zur Erleichterung der Psychotherapie bzw. um diese erst zu ermöglichen
- bei erfolgloser psychotherapeutischer Behandlung
- wenn der Betroffene einer medikamentösen Therapie aufgeschlossen gegenübersteht und andere Behandlungsmaßnahmen aus verschiedenen Gründen eher ablehnt

Zu den wichtigsten Symptomen, die mithilfe entsprechender Medikamente behandelt werden können, zählen:

- wiederkehrende, belastende und sich aufdrängende Erinnerungen an das Ereignis
- Flashback-Episoden, Albträume
- Schlafstörungen
- Depressionen
- Panikattacken, Angstzustände
- erhöhtes Arousal (Erregungsniveau)
- psychotisches Erleben (z. B. Halluzinationen, Wahn und Wahrnehmungsstörungen)

Liegt bei den Betroffenen keine weitere psychische Störung vor, sollte die medikamentöse Therapie mit einem Antidepressivum beginnen, auch wenn keine depressive Symptomatik erkennbar ist. Dabei ist eine Therapiedauer von mindestens sechs bis acht Wochen anzustreben und über mehrere Monate fortzuführen, wenn sich ein Behandlungserfolg abzeichnet.

Auf Benzodiazepine sollte aufgrund der Suchtgefahr weitestgehend verzichtet werden. Eine kurzfristige Anwendung unter fachärztlicher Kontrolle ist nur kurz nach der Traumatisierung in Betracht zu ziehen und wenn die Symptomatik sehr ausgeprägt ist.

Auch bei ausgeprägten Schlafstörungen ist eine entsprechende medikamentöse Behandlung sinnvoll. Hier kommen jedoch eher Medikamente infrage, die zur Behandlung einer Depression zur Verfügung stehen. Einige dieser sogenannten Antidepressiva wirken schlafregulierend. Fühlen sich die Betroffenen fremd- oder autoaggressiv, zeigen sie psychotische Symptome bzw. klagen sie über starke Schlafstörungen, ist der Einsatz von Neuroleptika indiziert.[170]

Bewährt haben sich bei der PTBS die sogenannten selektiven Serotonin-Wiederaufnahmehemmer (SSRI). Das sind Medikamente, die bei depressiven Erkrankungen, aber auch bei Angststörungen zum Einsatz kommen. Da sowohl Angst als auch Depression häufig im Zusammenhang mit einer PTBS auftreten, wirken diese Medikamente auch bei der PTBS.

Die hohe Auftretenswahrscheinlichkeit von Alkohol- oder Drogenmissbrauch/-abhängigkeit im Zusammenhang mit der PTBS lässt sich dadurch erklären, dass diese Substanzen das Hyperarousal (Übererregbarkeit) reduzieren und eine Dysregulation im Opioidsystem vorliegt. Die Einnahme von Opiaten oder Marihuana kann eine Dämpfung bewirken, was kurzfristig Intrusion sowie Hyperarousal reduziert. Diese Suchtkomponente ist bei einer medikamentösen Therapie stets zu berücksichtigten und schließt den langfristigen Einsatz von Medikamenten aus, die missbräuchlich von den Betroffenen eingesetzt werden können. Die Patienten haben später größere Schwierigkeiten bei der Abstinenz als Abhängige ohne PTBS, da es zu einem Wiederaufleben des Hyperarousals (konditionierter Stimulus) bzw. anderer PTBS-Symptome unter Abstinenzbedingungen kommen kann. Diese Probleme werden beim Missbrauch bzw. der Abhängigkeit von Opiaten noch größer. Aus diesem Grund müssen beide Erkrankungen (Sucht und PTBS) gleichzeitig behandelt werden.[171]

Bei der medikamentösen Therapie ist außerdem zu berücksichtigen, dass zwar mit der ersten Dosis initial ein pharmakologischer Effekt im Gehirn eintritt, Verhaltenseffekte jedoch erst nach einigen Wochen zu beobachten sind, woraus sich die längere Behandlungszeit ableitet und worauf zu Beginn einer pharmakologischen Behandlung hinzuweisen ist.

[170] Bauer, M./Priebe, S.: Psychopharmakotherapie. In: Maercker A. (Hrsg.): Therapie der posttraumatischen Belastungsstörung. Springer Verlag, Berlin, Heidelberg 1997, Kapitel 7

[171] Friedman, M. J.: Psychobiological and Pharmacological Approaches to Treatment. In: Wilson, J. P./Raphael, B. (Eds.): International Handbook of Traumatic Stress Syndromes. Plenum Press, New York 1993, Chapter 66, S. 785–794

Das Wichtigste in Kürze

Eine Psychopharmakotherapie kann nicht die alleinige Behandlung der PTBS sein, stellt jedoch nach sorgfältigem Abwägen der Vor- und Nachteile eine hilfreiche und begleitende Unterstützung der Psychotherapie dar. Jedoch kann ein Pharmakon nicht die Teile der Traumatherapie ersetzen, die sich mit den intrusiven Symptomen beschäftigen und auf eine Integration des Traumas in die Gesamtpersönlichkeit abzielen.

Psychopharmaka können zwar das Ausmaß der intrusiven Symptome mildern, haben aber als alleiniges Behandlungsmittel bisher zu keinem befriedigenden Erfolg geführt, was nochmals die Wichtigkeit einer psychotherapeutischen Behandlung unterstreicht.

Psychotherapie

Allgemeines zur Psychotherapie der PTBS

Ein wesentliches Ziel bei der Behandlung der PTBS besteht in der Integration des Traumas als Teil des Lebens der Betroffenen. Bei traumatisierten Menschen ist zu beobachten, dass sie zwischen der exzessiven Beschäftigung mit der Vergangenheit und dem Gefühl emotionaler Betäubung gegenüber ihrer gegenwärtigen Umgebung hin- und herschwanken. Die zunächst sinnvollen Abwehrmechanismen müssen allmählich wieder abgelegt werden, um zu verhindern, dass wiederholt Elemente des Traumas durchbrechen und zu einer Retraumatisierung führen.

Dabei ist die Strategie, das traumatische Ereignis zu vergessen, zur langfristigen Bewältigung wenig hilfreich. Bereits Freud stellte fest, dass Personen, die versuchen, bedeutsamen Aspekten ihres Lebens aus dem Weg zu gehen, dazu genötigt sind, diese verdrängten Aspekte als gegenwärtiges Erlebnis zu wiederholen, anstatt es als einen Teil der Vergangenheit zu erinnern. Gelingt es den Betroffenen nach einem traumatischen Ereignis, dieses vergangene Erlebnis genau zu verbalisieren, verhindert dies die Entstehung einer PTBS.

Ein entscheidender Faktor bei der Traumatisierung ist der Verlust an Sicherheit. Für die psychotherapeutische Arbeit ergibt sich daher das Ziel, für die Betroffenen zunächst ein Gefühl von Sicherheit und Vorhersagbarkeit wiederherzustellen. Außerdem ist es notwendig, den Betroffenen Unterstützung auf psychischer, emotionaler und sozialer Ebene zu bieten.

Wichtig: Auf keinen Fall sollten die Betroffenen Schuldzuweisungen erfahren, was jedoch in der Öffentlichkeit immer wieder passiert.

Beispiele:

Herr B. berichtete, dass seine Frau bis heute nicht verstehen könne, warum er in den Einsatz gegangen sei. Er habe Verantwortung für seine Familie, denke jedoch nur an sich. Letztendlich wollte Herr B. nur seinen dienstlichen Verpflichtungen nachkommen.

Die Eltern von Frau L. machen ihrer Tochter Vorhaltungen, warum sie nicht wie andere junge Frauen einen „normalen" Beruf erlernt habe, anstatt zur Polizei zu gehen. Dann wäre sie auch nicht in die Schlägerei geraten.

Nach einer Traumatisierung werden die Betroffenen mit ihrer existenziellen Hilflosigkeit und Verwundbarkeit konfrontiert, so dass das Leben danach nicht mehr so sein kann wie zuvor. Das traumatische Ereignis ist nur zu bewältigen, wenn eine sichere Beziehung zu einer anderen Person besteht. Kommt es in der Therapie nicht zur Aufarbeitung des Erlebten, bedingt dies allmählich eine Zunahme der mit dem Trauma verbundenen Gefühle und körperlichen Erlebnisformen, was wiederum zur Verstärkung des somatischen, visuellen oder verhaltensmäßigen Wiedererlebens führt.

Ein Ziel der Traumatherapie besteht somit darin, das Erlebte räumlich und zeitlich zu lokalisieren, damit eine Differenzierung zwischen gegenwärtiger Stresssituation und dem zurückliegenden Trauma möglich wird und sich dadurch die aktuelle Bedeutung des Traumas auf das gegenwärtig Erlebte reduziert. Dabei reicht es allerdings nicht aus, allein über das Trauma zu sprechen, da besonders Überlebende von schweren Traumatisierungen Handlungsmöglichkeiten benötigen, die den Triumph bzw. Sieg über die Verzweiflung und Hilflosigkeit symbolisieren (z. B. Vietnam Memorial in Washington D.C., Holocaustgedenkstätte Yad Vashem in Jerusalem). Diese Stätten des gemeinsamen Erinnerns stellen eine Hilfe bei der Bewältigung der traumatischen Erlebnisse dar.

Die Abbruchrate einer psychotherapeutischen Behandlung der PTBS ist relativ groß und erhöht sich mit dem Abstand zum Trauma. Das spricht für einen möglichst frühen Beginn therapeutischer Maßnahmen. Weiterführende Möglichkeiten der Unterstützung bestehen in körperlicher Arbeit oder Sport, um die physiologische Stressreaktion abbauen zu können sowie das ständige Grübeln zu unterbinden. Deshalb sollten diese Maßnahmen ein fester und regelmäßiger Bestandteil im Rahmen der Behandlung der PTBS sein.

Wichtig ist zudem die Beachtung von Ernährungsgewohnheiten, da Essen oder Trinken sowie die Einnahme von Drogen oft als Trost zur Anwendung kommen. Weiterhin ist auf die Reduktion von Nikotin und Koffein zu achten, da diese Stoffe vegetative Symptome auslösen können, die dann nicht mehr klar von Angstzuständen aufgrund der traumatischen Erfahrung zu differenzieren sind. Zur Förderung der sozialen Beziehungen stellen Gruppen eine gute Hilfe dar. Außerdem kann die Familie in die therapeutische Arbeit integriert werden, wenn ein harmonisches Familienklima besteht.[172]

Das Wichtigste in Kürze

Für eine erfolgreiche psychotherapeutische Arbeit ist es wichtig, dass sich die Betroffenen verstanden und sicher fühlen. Weiterhin ist eine vertrauensvolle therapeutische Beziehung notwendig, damit die Betroffenen über ihre Erlebnisse offen und ohne Schuld- oder Schamgefühle sprechen können.

Ziele der Psychotherapie

- Identifikation des Traumagedächtnisses sowie seiner Fragmente, um es in einen gemeinsamen Kontext einzuordnen und hierdurch das Wiedererleben zu reduzieren
- Veränderung problematischer Interpretationen des Traumas sowie der damit verbundenen Konsequenzen
- Korrigierende Erfahrungen, dass nicht die ganze Welt gefährlich ist
- Aufgeben unangepasster Denk- und Verhaltensmuster und Ersetzen durch realistische Muster
- Reduzierung bzw. Aufgeben des Vermeidungsverhaltens (sofern möglich)

172 Fischer, G./Riedesser, P: Lehrbuch der Psychotraumatologie. Ernst Reinhardt Verlag, München 1998, S. 190–196

Therapiekonzept zur Behandlung der PTBS

Zur Behandlung der PTBS hat sich eine Kombination aus der sogenannten kognitiven Therapie sowie dem Expositionsverfahren bewährt.

Am Anfang steht das diagnostische Gespräch, in dem die Behandlungsziele sowie die hierfür notwendigen therapeutischen Schritte besprochen werden. Außerdem verdeutlicht der Therapeut zu Beginn der Behandlung, dass die Symptomatik eine normale Reaktion auf eine abnormale Situation darstellt und bei vielen Traumatisierten vorkommt. Diese Informationsvermittlung ist wichtig, damit die Betroffenen ihre Symptomatik anders bewerten können und diese nicht als Schwäche, Unzulänglichkeit oder nicht korrigierbar fehlinterpretieren. Einen weiteren Schwerpunkt bildet die Erklärung des Wiedererlebens, um bereits an dieser Stelle auf die Notwendigkeit des Nacherlebens hinzuweisen. Gemeinsam gilt es dann, ein individuelles Störungsmodell sowie die aufrechterhaltenden Bedingungen zu erörtern.

Das Traumagedächtnis in der Therapie

Die Erinnerungen an das Trauma lassen die Betroffenen nicht los. Es werden besonders die Aspekte des Traumas erinnert, die als starke Bedrohung erlebt wurden. Dieses Wiedererleben stellt ein zentrales Symptom der PTBS dar. Die Gedächtnisinhalte verkörpern eine gewisse Warnfunktion vor zukünftigen Gefahren. Die Wiedererinnerungen sind häufig mit Angst verbunden und sollen eigentlich das Überleben sichern.

Ohne diese Angst und Erinnerungen an früher gefährliche Erfahrungen wäre ein Überleben nicht möglich. Jedoch fehlt den PTBS-Betroffenen der Bezug zu real bedrohlichen Situationen. Sie erkennen nicht, dass sie sich in sicherer Umgebung befinden und nicht bedroht werden. Die Warnfunktion des Traumagedächtnisses führt aber dazu, dass sich die Betroffenen nicht sicher fühlen, obgleich sie sich in einer sicheren Umgebung befinden.

Diese Erinnerungen im „Hier und Jetzt" können das Leben der Betroffenen erheblich erschweren. Deshalb ist es für die Therapie wichtig, den Vergangenheitscharakter der Erinnerungen sowie des Traumas herauszuarbeiten und Beweise dafür zu sammeln, dass das Trauma in der Vergangenheit erlebt wurde und gegenwärtig nicht präsent ist, das heißt keine Gefahr droht (vgl. Übungsblatt Kapitel 8).

Ein weiterer wichtiger Schritt ist die Konfrontation mit Situationen, die die Betroffenen nach dem Trauma vermieden haben. Die Betroffenen erleben diese Konfrontation zunächst sehr intensiv (sowohl körperlich als auch emotional), so dass es wichtig ist, so lange in der Situation zu bleiben und die Aufmerksamkeit auf die Symptomatik zu richten, bis die unangenehmen Empfindungen nachlassen, was meist schon nach einigen Minuten der Fall ist.

Ein weiteres Problem besteht darin, dass die Erinnerungen an das Trauma unerwartet und sehr plötzlich auftreten oder in Situationen, die in irgendeiner Form an das erlebte Trauma erinnern. Meistens gibt es für das Wiedererleben Auslösereize, die häufig nicht als solche wahrgenommen werden (können). Hierdurch wird die Warnfunktion des Traumagedächtnisses aktiviert und die gegenwärtige Situation als gefährlich erlebt. Werden Betroffene wiederholt durch das Wiedererleben an das Trauma erinnert, ist eine Verarbeitung und Integration des Traumas sehr schwierig. Deshalb ist es wichtig, diese Auslösereize zu identifizieren und zu lernen, zwischen gefährlichen und ungefährlichen Reizen zu unterscheiden.

Das Wichtigste in Kürze

Die traumatische Erinnerung ist im sogenannten Traumagedächtnis abgespeichert. Es wird durch Auslösereize aktiviert und eine Alarmbereitschaft in Gang gesetzt, als ob gegenwärtig eine bedrohliche Situation vorliegt. Deshalb ist es wichtig, das Trauma als in der Vergangenheit liegendes Ereignis wahrzunehmen und sich bewusst zu werden, dass die Gegenwart sicher ist. Sollte dies den Betroffenen Schwierigkeiten bereiten, so können andere (z. B. Angehörige) gefragt werden, wie sie die Situation einschätzen. Weiterhin benötigen Traumatisierte sogenannte korrigierende Erfahrungen, indem genau die Situationen aufgesucht werden, die nach dem Trauma vermieden wurden. Nur hierdurch können Betroffene erleben, dass in dieser Situation keine Gefahr mehr droht.

Für Traumatisierte ist es wichtig, sich immer wieder zu verdeutlichen, dass die bedrohliche Situation in der Vergangenheit liegt und die Gegenwart sicher ist.

Angstbewältigungstraining im Rahmen der Traumabewältigung

Angst ist ein völlig normales Gefühl und war im Laufe der Evolution ein wichtiges Alarmsignal, um Menschen auf bedrohliche Situationen vorzubereiten (Kampf-Flucht-Reaktion). Das Gefühl kann aber auch in unangemessenen Situationen auftreten, in denen keine reale Bedrohung vorliegt.

Bei der PTBS stellt das Trauma selbst das ursprünglich angstauslösende Ereignis dar. In der traumatischen Situation ist dieses Gefühl auch sehr sinnvoll, da das Trauma eine Bedrohung der körperlichen und psychischen Unversehrtheit verkörpert (vgl. Traumakriterium) und teilweise mit Todesangst verbunden ist. Angst äußert sich in der Wahrnehmung von Bedrohung und Gefahr in typischen vegetativen körperlichen Reaktionen und Verhaltensweisen. Empfindet der Mensch Angst, wird sein Denken, Fühlen und seine Aufmerksamkeit auf die aktuell bestehende Bedrohung ausgerichtet. Dabei kommt es zu einem Aufschaukelungsprozess zwischen Gedanken, Gefühlen und körperlichen Reaktionen, so dass die Angst weiter ansteigt. Diese Angst(Alarm-)reaktion läuft blitzartig und ohne bewusste Wahrnehmung ab. Adrenalin wird im Körper freigesetzt, was zur Steigerung des Aktivitätsniveaus und der Körperspannung führt. Dies äußert sich in typischen körperlichen Symptomen.

Körperliche Symptome der Angst

- Beschleunigter Herzschlag, Herzklopfen
- Schweißausbrüche
- Kurzatmigkeit, Atemnot bis hin zum Erstickungsgefühl
- Schwindel, Unsicherheit, Benommenheit bis hin zur Angst, ohnmächtig zu werden
- Schmerzen in der Brust und Beklemmungsgefühle
- Zittern, Beben
- Übelkeit, Magen- und Darmbeschwerden
- Taubheits- und Kribbelgefühle
- Angst, die Kontrolle zu verlieren oder verrückt zu werden
- Derealisationserleben (die Umgebung wird als verändert und unwirklich wahrgenommen)
- Depersonalisationserleben (der Körper wird als verändert und unwirklich wahrgenommen)

Diese körperlichen Symptome sind eine Reaktion auf Stress (Gefahr). Betroffene mit einer PTBS gehen nun davon aus, dass ihnen erneut ein Trauma passieren kann, was intensive Angst mit den damit verbundenen körperlichen Reaktionen auslöst und zu einem Vermeidungsverhalten führt. Auch die im Rahmen der Angst auftretenden körperlichen Beschwerden werden als bedrohlich bewertet, so dass Befürchtungen auftreten, verrückt zu werden, die Kontrolle zu verlieren oder körperliche Schäden davonzutragen. Aber auch die körperlichen Symptome der Angst sind nicht gefährlich und stellen eine normale Reaktion auf Stress dar.

Angst wird zum Problem, wenn sie den normalen Lebensalltag einschränkt. Ein geringes Angstempfinden kann zu risikofreudigem Verhalten führen, wohingegen zu viel Angst eher zu Vermeidungsverhalten führt. Bei einer PTBS ist das Gefühl der Angst noch nicht verarbeitet. Die Angst entsteht dabei während des Traumas, die Aufrechterhaltung der Angst hingegen nach dem Trauma. Wird nach dem Trauma keine Angst mehr ausgelöst bzw. beim Auftreten schnell vermieden oder unterdrückt, kann die Angst nicht verarbeitet werden.

Das Vermeidungsverhalten spielt bei jeder Form von Angst eine entscheidende Rolle. So vermeiden Betroffene mit einer PTBS, über das Trauma zu sprechen oder Situationen, die als bedrohlich wahrgenommen werden. Kurzfristig erscheint dieses Verhalten auch sinnvoll, langfristig breitet sich die Angst jedoch aus und schränkt das Leben immer mehr ein. Die Vermeidung hindert die Betroffenen daran, zu erkennen, dass das Trauma zwar ein schreckliches Erlebnis war, man aber darüber sprechen und die damit verbundene Angst bewältigen kann. Vielmehr empfinden die Betroffenen das Vermeidungsverhalten als Reduktion der Angst, so dass es immer wieder zur Bewältigung eingesetzt wird, sobald sie auftritt. Letztendlich führt aber genau dieses Verhalten langfristig zu einer Zunahme und Generalisierung der Angst.

Verbleibt man in einer angstbesetzten Situation, können sich die Symptome während des Aufschaukelungsprozesses zwar noch verstärken, jedoch kommt es nach einiger Zeit zu einer Erschöpfung, so dass die Angst und die damit verbundenen unangenehmen Empfindungen wieder abfallen. Durch zunehmendes Vermeidungsverhalten entwickelt sich hingegen eine sogenannte Angst vor der Angst, eine Erwartungsangst.

Abbildung 12: Teufelskreis der Angst[173]

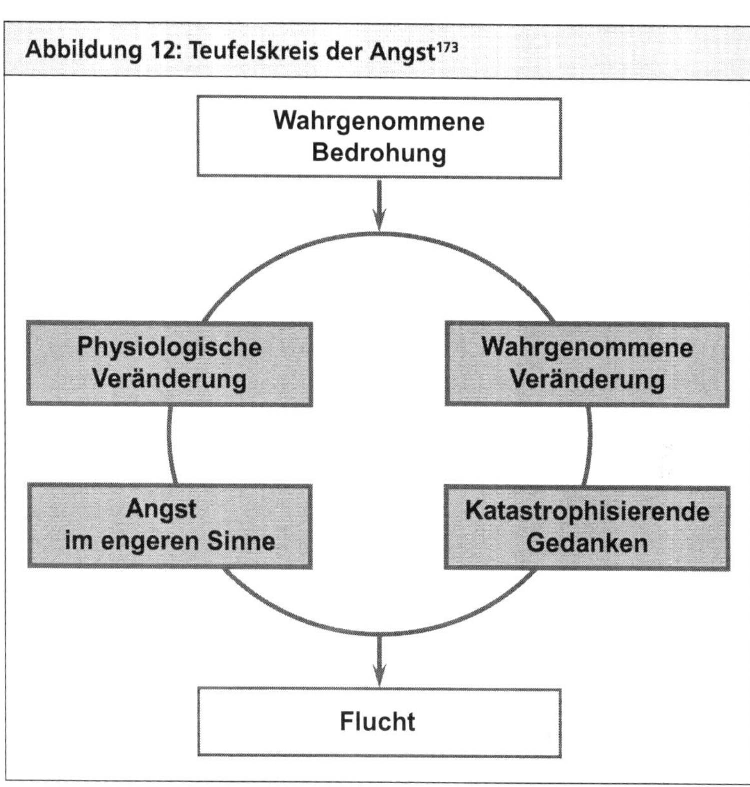

6

Das Wichtigste in Kürze

Angst tritt nicht allein auf, sondern ist mit Gedanken und körperlichen Reaktionen verbunden. In der Menschheitsgeschichte stellt Angst eine wichtige Alarmreaktion dar, die das Überleben sichert. Im Rahmen einer PTBS hingegen handelt es sich um eine unrealistische Angst, da in der Regel die bedrohliche Situation vorbei ist.

Das Vermeiden der angstauslösenden Situation ist zwar verständlich, hilft aber nicht bei der Bewältigung und mündet letztendlich in einem Teufelskreis sowie einer Ausweitung des Vermeidungsverhaltens mit deutlichen Einschränkungen in der persönlichen Lebensführung.

[173] Margraf, J./Schneider, S.: Panik. Springer Verlag, Heidelberg 1990

Augenbewegungstherapie (Eye Movement Desensitization and Reprocessing, EMDR)

In der Fachzeitschrift „Journal of Traumatic Stress" erschien erstmals 1989 ein Artikel der bis dahin unbekannten Psychologin Francine Shapiro, in dem die Autorin über eine neue Methode zur Behandlung der posttraumatischen Belastungsstörung referierte. Die Eye Movement Desensitization (EMD) wurde zunächst als spezifische Methode zur Behandlung posttraumatischer Erinnerungen beschrieben. Seit 1991 wird die Methode als Eye Movement Desensitization and Reprocessing (EMDR) bezeichnet, um den Aspekt der beschleunigten Verarbeitung von Informationen hervorzuheben. Seit 1995 werden auch in Deutschland Trainingskurse zu diesem Verfahren angeboten.

Die Entwicklung der Methode beruhte zunächst auf einer zufälligen Beobachtung, indem Shapiro 1987 einen positiven Effekt von schnellen und sprunghaften Augenbewegungen (saccadic eye movements) während eines Spaziergangs im Park feststellte und störende Gedanken genau durch diese Augenbewegungen verschwanden. Als sie sich erneut auf den störenden Gedanken konzentrierte, stellte sie ein spontanes Hin- und Herbewegen ihrer Augen fest, wobei sich das mit dem Gedanken verbundene negative Gefühl abschwächte. Wenn sie an ein negatives Ereignis dachte und dabei diese schnellen Augenbewegungen durchführte, konnte sie einen ähnlichen Effekt feststellen. Daraus entwickelte Shapiro ihre neue Methode, bei der sich die Person auf eine traumatische Erinnerung und die damit verbundenen Kognitionen und Emotionen konzentriert. Gleichzeitig werden rhythmische Augenbewegungen induziert.[174]

Die EMDR-Behandlung wird in acht Phasen untergliedert.

---

[174] Shapiro, F.: Efficacy of the eye movement desensitization procedure in the treatment of traumatic memories. Journal of Traumatic Stress, 1989, 2, S. 199–223; Shapiro, F.: Eye movement desensitization: A new treatment for post-traumatic stress disorder. Journal of Behavior Therapy and Experimental Psychiatry, 1989, 20, S. 211–217

Die acht Phasen der EMDR-Behandlung

- Anamnese und Behandlungsplanung
- Vorbereitung und Stabilisierung
- Einschätzung der belastenden Erinnerungen
- Desensibilisierung
- Einsetzen eines positiven Gedankens
- Überprüfung der Körperempfindungen
- Abschluss
- Neubewertung

Anhand dieser Phasen erfolgen zunächst in den ersten beiden Sitzungen eine umfassende Datenerhebung und die Aufnahme der Anamnese mithilfe von Diskussionen über Entspannungsmethoden, Techniken der Tiefenatmung und der Angstbewältigung. Weiterhin wird die theoretische Grundlage erörtert, auf der die Behandlung basiert.

Die Methode findet erstmals in der nächsten Sitzung Anwendung. Hierfür sind die Identifikation der zentralen traumatischen Szene sowie die damit verbundenen Gedanken notwendig. Dazu werden mit dem Betroffenen alternative, positive Überzeugungen erarbeitet. Während sich der Betroffene nun eine Szene vorstellt mit sehr hohem Angstniveau, den entsprechenden Überzeugungen und alternativen Erklärungen, leitet der Therapeut die Augenbewegung ein, indem typischerweise zwei Finger in einer angenehmen Entfernung (ca. 25 bis 30 cm) vor den Augen horizontal von rechts nach links bewegt werden. Dabei sollten sich die Augen etwa einmal pro Sekunde seitlich hin- und zurückbewegen.

In der Desensibilisierungsphase wird die traumatische Erfahrung so lange mithilfe der Methode bearbeitet, bis eine deutliche Angstreduktion zu erkennen ist. Nach Abschluss der Desensibilisierung fragt der Therapeut nach, wie die alternativen Gedanken empfunden werden. Anschließend wird in einer erneuten Desensibilisierungsphase bei der Erinnerung an das Trauma der neue Gedanke indiziert und die Augenbewegungsserie erneut eingeleitet. Dabei wird gefragt, wie glaubwürdig der neue Gedanke erscheint. Dies wird so lange wiederholt, bis kein Angstanstieg mehr zu verzeichnen ist.

In der nächsten Phase wird die Körperempfindung überprüft, während der Betroffene an das Trauma und die alternative Kognition denkt. Im Abschluss stellt der Traumatisierte seine jetzigen Gefühle in Bezug auf die bearbeitete Erinnerung dar, wobei diese bei erfolgreicher Integration des Traumas als neutral bewertet werden. Dieses Procedere kann nun für mehrere traumatische Erinnerungen wiederholt werden.[175]

Untersuchungen zeigen, dass mit der EMDR-Behandlung eine Umstrukturierung negativer Gedanken sowie die Reduktion von Angst erreicht werden kann. Diese neuen Kognitionen können darüber hinaus einen generalisierenden Effekt auf ähnliche traumatische Erfahrungen haben. Ein großer Vorteil dieser Methode liegt darin, dass sie relativ schnell zu positiven Veränderungen führt und gut mit anderen therapeutischen Maßnahmen kombinierbar ist.[176]

Es werden jedoch keine Bewältigungsstrategien vermittelt, so dass die Kombination mit anderen Verfahren sinnvoll erscheint.

Das ABC-Modell

Das ABC-Modell beschreibt den Zusammenhang zwischen Denken, Fühlen und Handeln.

Dieses Modell hat eine große Bedeutung bei der Entstehung von Denk- und Verhaltensmustern. Es geht davon aus, dass jede Situation einer Bewertung unterliegt, auch wenn diese häufig nicht mehr wahrgenommen wird. Unter Bewertung werden hierbei persönliche Vorstellungen, Sichtweisen, Wertesysteme, Schlussfolgerungen usw. verstanden. Weiterhin wird in jeder Situation eine Konsequenz erwartet. Diese Bewertungsprozesse laufen aufgrund vieler Wiederholungen automatisiert ab und werden nicht bewusst wahrgenommen. Diese sogenannten automatischen Gedanken haben Einfluss auf das Verhalten. So sieht jeder durch seine eigene „Bewertungsbrille", was dazu führt, dass ein und dieselbe Situation (z. B. Betrachten einer Frühlingswiese) unterschiedlich wahrgenommen wird.

---

175 Shapiro, F.: Eye Movement Desensitization and Reprocessing. Basic principles, protocols. Guilford, New York 1995, S. 67–74

176 de Jongh, A./ten Broeke, E./van der Meer, K.: Eine neue Entwicklung in der Behandlung von Angst und Trauma: Eye Movement Desensitization and Reprocessing. Zeitschrift für Klinische Psychologie, Psychopathologie und Psychotherapie, 1995, 43, S. 226–233

Abbildung 13: Dreieck Denken – Fühlen – Handeln

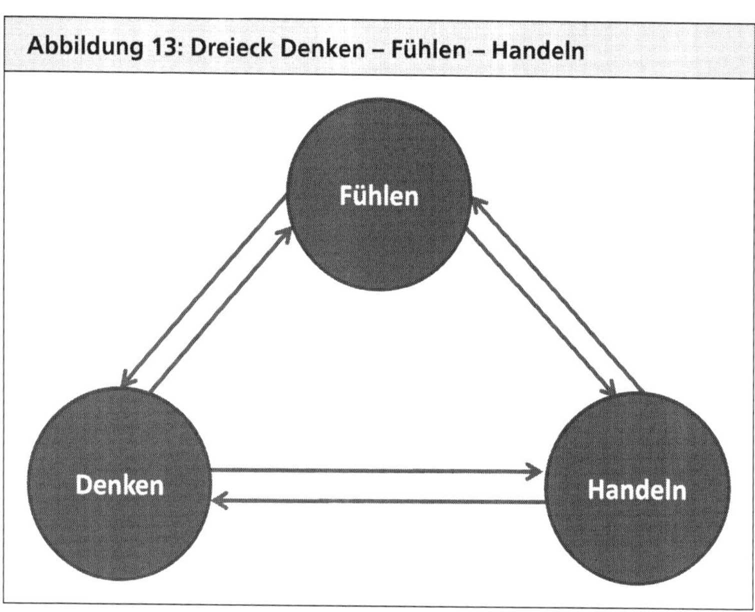

Das eigene Bewertungsmuster ist zudem dafür verantwortlich, ob eine Situation als angenehm, unangenehm, neutral o. Ä. empfunden wird. Gleiches gilt selbstverständlich auch für ein erlebtes Trauma. Von der Bewertung des Traumas hängt jedoch ab, ob sich dieses noch verschlimmert.

Das ABC-Modell lässt sich wie folgt darstellen:

Abbildung 14: ABC-Modell

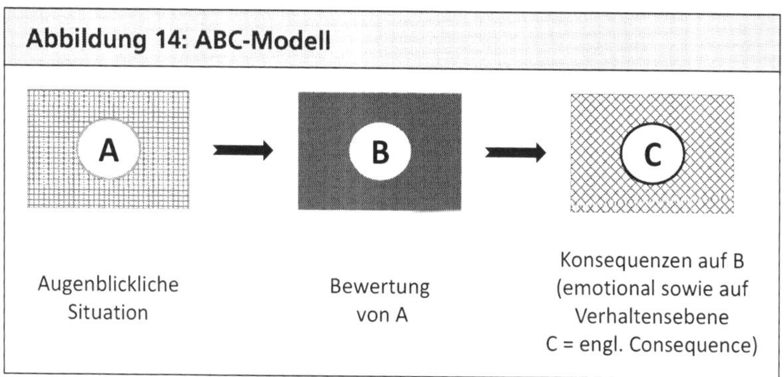

Nach dem Modell gilt, dass nicht die Situation (A) bestimmt, wie man sich fühlt und verhält, sondern das individuelle Bewertungssystem (B). Ist eine Situation einmal bewertet worden, kann die damit verbundene Emotion danach nicht mehr beeinflusst werden. Das Verhalten kann hingegen weiter verändert werden. Das Bewertungssystem beinhaltet persönliche Meinungen und Sichtweisen, die sich aus der individuellen Lerngeschichte sowie der Art zu denken bzw. Schlussfolgerungen zu ziehen ergibt (siehe Übungsblatt Kapitel 8). Der Zusammenhang zwischen Denken, Fühlen und Handeln war schon im alten Griechenland bekannt. So sagte der griechische Philosoph Epiktet: „Es sind nicht die Dinge an sich, die uns beunruhigen, sondern unsere Sichtweise der Dinge."

Gefühle werden umso intensiver wahrgenommen, je stärker der Körper in einer bestimmten Situation reagiert. Dabei können jedoch körperliche Symptome (z. B. Herzklopfen) in unterschiedlichen Situationen unterschiedliche Gefühle hervorrufen (z. B. Herzklopfen beim Auspacken eines Geschenkes: Freude, Herzklopfen vor einer Prüfung: Angst). Erst durch die Bewertung der Situation an sich entsteht das damit verbundene Gefühl. In einer Situation werden meist zuerst die Gefühle wahrgenommen, da die Bewertungen automatisch ablaufen. Deshalb muss in der Therapie konkret herausgearbeitet werden, welche Denkmuster hinter Stimmungen und Gefühlen in bestimmten Situationen stecken. Das ist ein zentrales Element der kognitiven Verhaltenstherapie.

Untersuchungen im Zusammenhang mit der PTBS haben ergeben, dass sich die Bewertung eines Traumas bei den Menschen, die dieses relativ gut verarbeiten konnten, erheblich von der Bewertung der Menschen unterscheidet, die nach einem Trauma eine PTBS entwickeln. Traumatisierte sind in ihren Wertesystemen nach dem Erlebnis so stark erschüttert, dass sie schlecht über sich, die Welt und ihre Zukunft denken. Demgegenüber bewerten Menschen ohne PTBS das Trauma differenziert (z. B. als schlimme Erfahrung) und sehen darin nicht unbedingt negative Folgen für ihre weitere Lebensgestaltung. Folglich trägt eine negative Sichtweise stark zur Entwicklung einer PTBS bei. Die eigene Bewertung wird dabei als korrekt angesehen, was jedoch ein Irrtum ist und problematisch werden kann. Es kann nicht davon ausgegangen werden, dass eine Bewertung gleich eine Tatsache ist. Negative Bewertungen werden in der Verhaltenstherapie auch als „Katastrophengedanken" bezeichnet (z. B. „Nach dem Trauma werde ich nie mehr froh werden können") und führen zu starken emotionalen Belastungen.

Im Rahmen eines Traumas werden erlittene Schäden als sehr bedrohlich erlebt, was mit dem Gefühl der Todesangst verbunden ist. Wird die Bedrohung jedoch als weniger gefährlich wahrgenommen, fällt die Angst auch geringer aus.

In der Therapie geht es nunmehr darum, genau diese Katastrophengedanken bzw. ungünstigen Bewertungsmuster bezüglich des Traumas zu identifizieren, zu diskutieren und zu korrigieren.

Das Wichtigste in Kürze

Gefühle hängen von der Bewertung einer bestimmten Situation ab. Dabei wird die Stärke des Gefühls vom körperlichen Erregungsniveau in der Situation beeinflusst.

Auch traumatische Situationen werden unterschiedlich gesehen, wobei die Bewertung meist dadurch beeinflusst wird, wie Traumatisierte über sich und die Welt denken. Betroffene sehen ihre Sichtweise als „richtig" an und sind von ihrer Sichtweise überzeugt, so dass daraus sehr negative Gefühle entstehen, die mit starken körperlichen Gefühlen verbunden sind. Um eine Reduzierung der unangenehmen Gefühle und körperlichen Reaktionen zu erreichen, müssen im Rahmen der Therapie die Katastrophengedanken identifiziert und diskutiert werden. Das Ziel besteht darin, die Sichtweise über die erlittene Traumatisierung zu relativieren. Das Einbeziehen nachträglicher Erfahrungen in die Bewertung des Traumas führt zu einer verzerrten Wahrnehmung. Diese Denkfehler gilt es, in der Therapie zu korrigieren.

Schuld- und Schamgefühle in der Behandlung der PTBS

Im Rahmen eines Traumas sind die Betroffenen bestrebt, eine gewisse Kontrolle über die Situation zu erlangen, um sich nicht ausschließlich als Opfer zu fühlen. Dies gelingt zumindest ansatzweise, indem eine gewisse Verantwortung für die traumatische Situation übernommen wird. Dadurch können jedoch nach einem Trauma auch Schuld- und Schamgefühle aufgrund von „Denkfehlern" entstehen. Diese betreffen insbesondere Gedanken über die eigene Rolle während des Traumas und den Grad der Verantwortung. Darüber hinaus sind „Denkfehler" dahingehend zu finden, die „falsche" Entscheidung getroffen bzw. sich „nicht richtig" verhalten zu haben. Dieses Denken resultiert aus der Bewertung der traumatischen Situation im Nachhinein und beeinflusst die Bewertung des

Traumas. Die Betroffenen nehmen die Verantwortung nicht da wahr, wo sie hingehört.

Häufig sind PTBS-Betroffene davon überzeugt, sie hätten durch ein anderes Verhalten das Ereignis verhindern können. Letztendlich erfolgt jedoch eine Neueinschätzung des Traumas mithilfe von Erfahrungen, die vor dem Trauma noch nicht zur Verfügung standen.[177] So denken z. B. Soldaten: „Wäre ich nicht in den Einsatz gegangen, dann hätte ich auch nicht diese schlimmen Erfahrungen gemacht." Der Mangel an Erklärungsmöglichkeiten für das Ereignis führt zu diesen Fehleinschätzungen, da im Nachhinein Wissen zur Interpretation eingeschlossen wird, das vor und während des Ereignisses in dieser Form nicht bestand. Auch die Verletzung der eigenen Wertevorstellungen spielt dabei eine Rolle. So fährt z. B. ein Zugführer mit relativ hoher Geschwindigkeit und kann unmöglich eine Kollision mit einer Person in suizidaler Absicht verhindern, schließlich gibt es auch keine „Ausweich-"Möglichkeiten. Folglich handelt es sich um eine Situation, die deutlich außerhalb der Kontrollierbarkeit bzw. Beeinflussbarkeit des Zugführers liegt. Trotzdem bzw. gerade in dieser „Ausweglosigkeit" entwickeln Betroffene ein Gefühl von Schuld.[178]

Ein weiteres Problem stellen Schamgefühle dar. Diese entstehen, wenn bestimmte Regeln oder Grundsätze vor der eigenen Person bzw. anderen Menschen nicht eingehalten werden. Diese Regeln und Grundsätze sind allen Beteiligten bekannt, ohne die auch ein Gemeinwesen nicht funktionieren kann. Schamgefühle werden dann problematisch, wenn Traumatisierte ihr Verhalten oder die Folgen des erlebten Traumas als Beweis annehmen, dass sie als Mensch im Vergleich zu anderen weniger wert sind. Darüber hinaus werden negative Reaktionen seitens des Umfeldes befürchtet. Somit sind selbstentwertende Gedanken sowie eine Angst vor einer schlechten Bewertung durch andere zu finden, was wiederum das Sprechen über das erlebte Trauma erschwert.

---

177 Kubany, E./Abueg, F./Owens, J./Brennan, J./Kaplan, A./Watson, S.: Initial Examination of a Multidimensional Model of Trauma-Related Guilt: Applications to Combat Veterans and Battered Woman. Journal of Psychopathology and Behavioral Assessment, 1995, 17, 4, S. 353–376

178 Bölter, A./Süß, H.-M./Schuschke, T./Tempka, A. et al.: Die Posttraumtische Belastungsstörung nach Verkehrsunfällen. Zeitschrift für Psychiatrie, Psychologie und Psychotherapie, 2007, 55, 3, S. 195–203

Das Wichtigste in Kürze

Eine Interpretation der traumatischen Situation im Nachhinein löst häufig Schuld- und Schamgefühle aus. Hilfreich erweisen sich bei ausgeprägten Schuldgefühlen eine genaue Analyse der traumatischen Situation sowie eine Darstellung der Einflussfaktoren. Es gilt die Frage zu klären, warum sich Betroffene in der belastenden Situation so und nicht anders verhalten haben, wobei Erfahrungen nach dem Trauma nicht zu berücksichtigen sind. Nur durch eine Umbewertung des eigenen Verhaltens und Handels in der traumatischen Situation selbst kann eine Veränderung erwirkt werden.

Beispiel:

Herr G. fühlte sich schuldig, einen Bewohner bei einem Hausbrand nicht mehr gerettet zu haben. Als Einsatzleiter der Feuerwehr habe er die „falsche" Entscheidung getroffen, so dass der Bewohner nicht mehr aus dem Haus geholt werden konnte. Im Rahmen der Therapie wurde jedoch deutlich, dass das Zimmer, in dem sich der Bewohner aufhielt, nur noch unter Gefährdung des eigenen Lebens zu betreten gewesen wäre. Somit hatte Herr G. sehr verantwortlich gehandelt, indem er oder ein anderer Feuerwehrmann nicht mehr in das Haus ging, um nach Opfern zu suchen. Mithilfe einer genauen Analyse der Einsatzsituation konnte er diese Sichtweise annehmen und setzte sich mit den Grenzen seiner Möglichkeiten in einem Einsatz auseinander.

Crititical Incident Stress Debriefing (CISD) nach erlebten belastenden Ereignissen

Bei diesem Konzept handelt es sich um eine Krisenintervention mit präventivem Charakter speziell für Gruppen, mit dem Ziel, nach einem gemeinsam erlebten Trauma die Wahrscheinlichkeit negativer psychischer Folgen zu reduzieren. Die Maßnahme sollte schnell und möglichst unmittelbar (24 bis 72 Stunden) nach dem traumatischen Ereignis durchgeführt werden. Dabei werden kritische Ereignisse als solche Situationen beschrieben, die die sonst effektiven Bewältigungsstrategien überfordern und selbst für geschultes Personal (z. B. Rettungsdienstmitarbeiter) ungewöhnlich sind.

Das CISD dient dazu, Gefühle zu verbalisieren, unterstützend und beruhigend zu wirken sowie soziale Ressourcen zu aktivieren. Außerdem wird unterschieden in:

- didaktisches Debriefing zur Vermittlung von Informationen
- psychologisches Debriefing zur Darstellung des Zusammenhangs der auftretenden Gefühle mit dem Ereignis und deren Ausdruck

Weiterhin können Symptome und erste Anzeichen von Stressreaktionen besprochen werden.[179] Im engeren Sinne stellt diese Intervention kein psychotherapeutisches Verfahren dar.

Diese Form der Intervention wird vor allem von Institutionen mit Sicherheitsauftrag, der Bundeswehr und Bundespolizei sowie zivilen Hilfsorganisationen häufig eingesetzt. Untersuchungen konnten bisher keine gravierenden Effekte nachweisen, so dass für die Anwendung bei Berufsgruppen mit hoher Einsatzbelastung keine Konsequenzen für die Anwendung daraus gezogen werden konnten. Wenn CISD keine präventiven Effekte zeigt, werden diese Gruppeninterventionen von den Beteiligten als strukturierter Abschluss eines belastenden Ereignisses angesehen und positiv bewertet. Insbesondere die Würdigung und Wertschätzung der geleisteten Arbeit (z. B. nach einem militärischen Einsatz oder dem Kampf gegen Hochwasser) seitens der Institution und der Übergang in den normalen Alltag werden von den Betroffenen sehr geschätzt. Bei zivilen Traumaopfern ergaben Untersuchungen Hinweise auf einen schädlichen Effekt, insbesondere dann, wenn eine Gefühlsaktivierung in das Debriefing eingeschlossen wurde. Mehrere internationale Expertengruppen raten von dieser Intervention ab. Es ist zu befürchten, dass im Rahmen einer Gruppe bereits belastete Personen durch Informationen anderer Beteiligter weiter sensibilisiert werden.[180]

---

179 Mitchell, J. T./Everly, G. S.: Critical Incident Stress Debriefing (CISD): An operations manual for the prevention of traumatic stress among emergency services and disaster worker. Ellicot City, MD, Chevron 1993

180 Kröger, C.: Psychologische Erste Hilfe. Hogrefe Verlag für Psychologie, Göttingen, Bern, Toronto, Seattle 2013, S. 41–44

Inanspruchnahme einer Therapie

Der Erfolg einer Therapie der PTBS ist nicht nur abhängig davon, wie viel Zeit nach dem traumatischen Erlebnis vergangen ist. Häufig suchen Betroffene auch noch nach Jahren erstmals Hilfe bei einem Psychotherapeuten. Die Dauer der Behandlung kann variieren und hängt davon ab, wie viele traumatische Situationen erlebt worden sind. Beim Erleben einer einmaligen traumatischen Situation ist in der Regel eine Kurzzeittherapie (bis zu 25 Therapiesitzungen) ausreichend. Eine längere Therapiezeit kann notwendig werden, wenn mehrere traumatische Situationen erlebt wurden, soziale Probleme auftreten, weitere psychische Störungen vorliegen und neben der PTBS körperliche Behinderungen nach dem Trauma eingetreten sind.

Darüber hinaus ist es wichtig, dass zwischen Traumatisierten und Psychotherapeuten eine vertrauensvolle Beziehung besteht und sich die Betroffenen verstanden fühlen. Außerdem darf die traumatische Situation nicht fortbestehen, das heißt die Traumatisierten müssen sich in einer sicheren Umgebung befinden. Nach einer ausführlichen Phase der Diagnostik werden gemeinsam mit den Betroffenen Strategien entwickelt, mit starken Gefühlen und den damit verbundenen körperlichen Reaktionen umzugehen. Erst dann kann die eigentliche Bearbeitung des Traumas beginnen.

Grundsätzlich ist die Prognose der PTBS als günstig einzuschätzen. In den meisten Fällen tritt die Symptomatik relativ schnell nach dem traumatischen Ereignis auf. Bei etwa zehn Prozent kommt es zu einem verzögerten Beginn der Symptomatik. Allerdings ist auch bei etwa einem Drittel der Betroffenen mit einem chronischen Verlauf zu rechnen.[181] Als ungünstig hat sich erwiesen, wenn Betroffene sich nach dem Trauma übermäßig mit Ärger und Ungerechtigkeit beschäftigen, sie weiteren Belastungen ausgesetzt sind bzw. keine soziale Unterstützung erfahren.

Beispiel:

Frau R. stellt sich immer wieder die Frage, warum gerade sie bei der Patrouille überfallen wurde. Sie denkt viel über die Situation nach und hat Rachegedanken. Weiterhin gab sie an, das Ereignis mit seinen Folgen nicht akzeptieren zu können.

---

181 Kessler, R. C./Goetz, R. R.: A century of controversy surrounding posttraumatic stress-spectrum syndromes: the impact of DSM-III and DSM.IV. Journal of Traumatic Stress, 1995, 9, S. 159–179

Dieses ständige Grübeln und Beschäftigen mit der Ungerechtigkeit der Geschehnisse ist aber für die Betroffenen nicht hilfreich. Auch hier muss erreicht werden, dass der Ärger ein Teil der Vergangenheit wird, damit Traumatisierte mit den Ereignissen abschließen können.

Empfehlung:

Um einer Chronifizierung – insbesondere bei einer stark ausgeprägten Symptomatik der PTBS – rechtzeitig entgegenzuwirken, ist die Beratung durch einen entsprechenden Fachmann dringend zu empfehlen.

Die Unterstützung des sozialen Umfelds (z. B. Angehörige, Arbeitgeber, Kollegen, Bekannte) ist grundsätzlich förderlich zur Überwindung einer PTBS.

Das Wichtigste in Kürze

Therapeutische Maßnahmen zur Behandlung der PTBS

- Eine medikamentöse Therapie ist nur bei einer sehr ausgeprägten Symptomatik indiziert. Am wirksamsten sind Serotonin-Wiederaufnahmehemmer (z. B. Paroxetin, Sertralin).
- Schaffung sicherheitsgebender Bedingungen
- Vermittlung eines entsprechenden bio-psycho-sozialen Krankheitsmodells mit Herstellung eines individuellen Bezugs
- Veränderung des Traumagedächtnisses durch Konfrontation mit der traumatischen Situation zur Korrektur unangemessener Bewertungsmuster
- Angstbewältigungstraining zur Reduktion des Vermeidungsverhaltens
- Die sogenannte Augenbewegungstherapie (Eye Movement Desensitization and Reprocessing, EMDR) weist keine höhere Wirksamkeit als andere Verfahren aus der Verhaltenstherapie nach.
- Veränderung der unangepassten Denk- und Verhaltensmuster (z. B. durch Vermittlung des ABC-Modells)
- Bearbeitung von Schuld- und Schamgefühlen
- Maßnahmen zur Rückfallprophylaxe

noch: Das Wichtigste in Kürze

- Das Crititical Incident Stress Debriefing (CISD) ist nach neueren Studien weniger zu empfehlen.
- Eine aktive Mitarbeit der Betroffenen und ausreichende Motivation für eine Therapie sind notwendig.

Begutachtung und Anerkennung

Obgleich die posttraumatische Belastungsstörung als Diagnose anerkannt und in den gängigen Manualen aufgeführt ist, bestehen weiterhin erhebliche Schwierigkeiten in der Diagnostik sowie der Anerkennung psychischer Schädigungen nach einem erlittenen Trauma. Ob eine psychische Reaktion infolge eines traumatischen Erlebnisses als pathologisch oder normal angesehen wird, hängt sehr vom kulturellen und historischen Hintergrund ab.

Im Rahmen von Begutachtungen wird diese Frage immer wieder sehr kontrovers diskutiert. So lassen sich nach wie vor organische Verletzungen recht gut behandeln, einschätzen und auch finanziell entschädigen. Hingegen neigen seelische Beschwerden, Befindlichkeitsstörungen und körperliche Symptome, für die keine ausreichende organische Ursache zu finden sind, dazu, sich auf weitere Lebensbereiche auszuwirken. Sie können zu längerer Arbeitsunfähigkeit führen und die Lebensqualität erheblich beeinträchtigen.

Weiterhin sind seelische Beeinträchtigungen in engem Zusammenhang mit materiellen und immateriellen Lebensbedingungen zu sehen. So wurden während bzw. nach dem Zweiten Weltkrieg der Tod naher Angehöriger oder der Verlust der Heimat ohne gravierende seelische Beeinträchtigungen bewältigt, da aufgrund der großen Zerstörung keine finanzielle Entschädigung oder Mitleid zu erwarten waren. Die Betroffenen waren auf sich allein gestellt und mobilisierten ihre eigenen Kräfte, um zu überleben. Diese historischen Erfahrungen zeigen aber auch, dass es Grenzen für seelische Belastungen gibt. Werden diese überschritten, können kurzfristige oder anhaltende psychische Störungen die Folge sein.[182]

[182] Seckmeyer, M.: Zum Nachweis des so genannten „HWS-Schleudertrauma". Versicherungsmed 1997, S. 448–451

In unserer Gesellschaft sind glücklicherweise nur relativ wenige Menschen einer Todesgefahr ausgesetzt. Vielmehr sind es geringere Ereignisse (z. B. Unfälle), aus denen sich Ansprüche an Versicherungen oder die Gemeinschaft ableiten lassen. Entsprechend wird im Bereich der Begutachtung und Entschädigung auch das „Versichertsein" als Faktor für die Entwicklung psychischer Störungen nach Traumatisierungen angesehen, wohingegen dem tatsächlichen Ereignis eine untergeordnete Bedeutung zugeschrieben wird.

Anerkennung psychischer Schädigungen

Das spiegelt auch die Problematik wider, die in der Begutachtung von berufsbedingten Traumatisierungen (z. B. infolge von Einsätzen bei Polizei, Feuerwehr oder Bundeswehr) besteht. Im Versicherungswesen (z. B. Unfallversicherung) muss das Ereignis „wesentlich" sein, um eine unfallbedingte seelische Störung hervorrufen zu können. Dieser Nachweis ist häufig kaum zu führen. Allerdings ist eine Veränderung in der Wahrnehmung von Traumatisierungen im Rahmen der staatlichen Entschädigungsgesetze zu verzeichnen, indem die Anerkennung psychischer Schädigungen in den letzten Jahrzehnten erleichtert wurde.

Die positiven Erfahrungen bei schweren organischen Schäden durch eine schnelle Einschaltung des Rehabilitationsdienstes sollte auch bei psychischen Schädigungen zunehmend eine Rolle spielen. Das schnelle Zur-Verfügung-Stellen von Hilfsangeboten kann in diesem Zusammenhang sehr hilfreich sein. Bereits 1929 betonte der Psychosomatiker von Weizsäcker, dass der Schlüssel zum Verständnis seelischer Reaktionen nach Unfällen in den allgemein anerkannten Werten und politischen Zielvorstellungen und nicht zuletzt in dem davon abgeleiteten Rechtssystem läge.[183]

Darum ist es wichtig, dass in der Gesellschaft zwischen schweren Traumatisierungen und Bagatellereignissen differenziert wird, um eine inflationäre Ausweitung der Diagnose der PTBS zu verhindern. Nur hierdurch können diejenigen, die ein Trauma mit realer Todesnähe erlebt haben, eine Anerkennung ihrer Störung erfahren und sich die häufig erlebte Benachteiligung bei der Begutachtung reduzieren.

---

[183] von Weizsäcker, V.: Über Rechtsneurosen. Nervenarzt, 1929, 2, S. 569–581

Begutachtung der PTBS

Zur Abgrenzung der PTBS gegenüber anderen psychischen Erkrankungen sollte eine Begutachtung von einem erfahrenen Sachverständigen durchgeführt werden, der sich auch mit den besonderen Belastungen von Einsatzkräften auskennt. Das Bundesministerium für Arbeit und Soziales hat im Dezember 2008 hilfreiche Informationen zur Klinik und Begutachtung der PTBS herausgegeben.

Die Diagnose einer PTBS setzt eine sorgfältige fachärztliche Untersuchung voraus, die sich an den Kriterien der ICD-10 und dem DSM-IV orientiert. Daraus ergibt sich, dass die Diagnose nur zu stellen ist, wenn ein schwerwiegendes Trauma erlebt wurde und im psychischen Bereich mindestens sechs verschiedene Symptome vorliegen, die sich unmittelbar auf das Trauma beziehen (Wiedererleben, Übererregbarkeit, Vermeidung) und erst nach dem Trauma aufgetreten sind. Im Gutachten müssen diagnostisch wegweisende Symptome dargestellt und auch nachvollziehbar sein, ebenso sind negative Befunde zu erwähnen, wenn keine spezifische Symptomatik vorhanden ist. Sind nur einzelne Symptome bzw. nicht die in den Bereichen B, C und D des DSM-IV geforderte Mindestanzahl zu finden, ist die Diagnose nicht zu stellen. Insofern ist es in der Erstbegutachtung wichtig, dass alle Einzelsymptome erfragt werden.

Des Weiteren muss geklärt werden, ob die Beschwerden bereits vor dem Trauma bestanden oder erst nach dem Trauma aufgetreten sind. Dabei ist jedoch auch die Möglichkeit eines verzögerten Beginns der PTBS mit einer Latenz von Monaten bis Jahren zu berücksichtigen. Wenn eine PTBS als Schädigungsfolge anerkannt wurde, ist in einer Nachuntersuchung die noch bestehende Symptomatik zu ermitteln. Darüber hinaus ist zu prüfen, ob die Symptomatik noch auf das traumatische Erlebnis zurückzuführen ist bzw. andere psychische Belastungen hierfür eine Rolle spielen. In diesem Fall spricht man von einer „Verschiebung der Wesensgrundlage". Aufgrund der möglichen Rückbildung der Symptomatik erfolgt in der Regel eine Nachuntersuchung zwei Jahre nach Feststellung der Traumafolgen und der damit einhergehenden Funktionseinschränkungen.[184]

---

[184] Bundesministerium für Arbeit und Soziales: Beschluss zur posttraumatischen Belastungsstörung – Klinik und Begutachtung. Az.: 65-50122-2/38

Im Rahmen der Begutachtung ist jedoch auch festzuhalten, dass nicht die berichteten Beschwerden die Einschätzung von Leiden und Leistungseinschränkungen begründen, sondern die im Rahmen der Anamnese- und Befunderhebung ermittelten Einschränkungen, die sich auf „objektive" Befunde stützen. Folglich müssen die Kompensationsmöglichkeiten erschöpft sein. Im versicherungsrechtlichen Sinne können auch primär seelische (psychische) initiale Unfallfolgen eine Entschädigung begründen. Hierfür muss der „Vollbeweis" erbracht werden. Für die PTBS heißt das, dass das Traumakriterium erfüllt sein muss.

Weiterhin muss der Ablauf des auslösenden Ereignisses (auch Jahre danach) bekannt sein und darf sich nicht ausschließlich auf die Schilderung des Betroffenen beziehen. Ebenso muss das Ereignis das Ausmaß einer Alltagsbelastung weit übersteigen. Allein die Tatsache, dass ein traumatisches Ereignis erlebt wurde, reicht nicht aus. Außerdem müssen das Ausmaß der psychischen Störung durch Schilderung der Beschwerden, das Vorliegen von psychischen Symptomen sowie Beeinträchtigungen in der Lebensgestaltung (Nachteile im Beruf bis zur Berentung, Aufgabe von Hobbys, Rückzug aus sozialen Aktivitäten) im zeitlichen Verlauf ausführlich in einem Gutachten dargestellt werden. Darüber hinaus müssen ggf. vorliegende Vorschäden beschrieben werden. Weiterhin spielen andere Einflussfaktoren nach einem erlebten Trauma wie die individuelle Art der Lebensbewältigung oder die Schwere der Beeinträchtigung, aber auch unfallunabhängige Stressoren eine Rolle.

Problematisch bei der Begutachtung von Traumafolgen ist, dass psychische Störungen auch bei der nicht traumatisierten Allgemeinbevölkerung zu finden sind. Ohne Erstschaden (initiale Verletzungsfolgen) kann keine psychische Folge eines Traumas anerkannt werden. Die Höhe einer Entschädigung richtet sich nicht nach der Diagnose, sondern wird von der mit der psychischen Symptomatik einhergehenden beruflichen Leistungseinschränkung oder Einschränkungen in der alltäglichen Lebensführung bestimmt. Wichtig ist, dass diejenigen, die durch ein im Einsatz erlebtes Trauma psychische Folgen erleiden, auch entschädigt werden und entsprechende Hilfe bekommen sowie als „Opfer" Anerkennung erhalten.

Das Wichtigste in Kürze

Begutachtung

- Erfüllen der Traumakriterien für das Auslöseereignis
- Darstellung des Entstehungsweges der psychischen Störung
- Definition des Erstschadens (psychisch und körperlich)
- Ausführliche Darstellung der psychischen Erkrankung zum Zeitpunkt der Begutachtung sowie im zeitlichen Verlauf
- Darstellung von sowohl ggf. vorhandenen körperlichen als auch psychischen Vorschäden
- Diskutieren des Einflusses traumaunabhängiger Stressoren
- Anerkennung einer Schädigung sowie die Höhe hängen primär von den damit verbundenen Beeinträchtigungen ab, nicht von der Diagnose.
- Ein kausaler Zusammenhang zwischen der psychischen Symptomatik und dem traumatischen Ereignis ist unerlässlich.
- Aufbewahrung entsprechender Befunde, auch wenn nicht sofort nach einem traumatischen Ereignis Symptome auftreten (verzögerter Beginn).

Folgerungen für Dienst und Einsatz

Einsatzvorbereitung

Jeder Einsatz birgt neue Herausforderungen, ob als Soldat der Bundeswehr im Ausland oder als Angehöriger von Rettungsdiensten im Inland, da stets mit Unvorhersehbarem zu rechnen ist und man nicht weiß, was auf einen zukommt. Trotz sorgfältiger Aus- und Weiterbildung kommt man mit einer gewissen Unruhe zum neuen Einsatzort. Diese ist umso größer, je gefährlicher der Einsatz wird und eine Bedrohung für Leib und Leben darstellt.

Nachfolgend werden die besonderen Situationen des Einsatzes, die Phasen der Vorbereitung, des Einsatzes sowie der Nachbereitung beschrieben.

Besondere Situation des Einsatzes

Auf Basis des alternativen Stressmodells von Stevan Hobfoll (Theorie der Ressourcenerhaltung – Conservation of Resources Theory, COR-Theorie) lassen sich die Besonderheiten von Einsatz und Stressbewältigung anschaulich beschreiben.

Hobfoll geht davon aus, dass einzelne Individuen, aber auch Gruppen zum Erhalt des psychischen und physischen Wohlempfindens sogenannte Ressourcen benötigen. Seine zentrale Grundannahme basiert darin, dass Menschen bestrebt sind, die eigenen Ressourcen vor Verlusten zu schützen, sich von Verlusten zu erholen sowie neue Ressourcen hinzuzugewinnen.

Wenn im Verlauf eines als belastend bewerteten Ereignisses der Verlust von Ressourcen möglich ist oder eintritt, entsteht Stress. Bestehende Ressourcen werden eingesetzt, um Neugewinne zu erzielen, den eigenen Bestand an Ressourcen zu vermehren oder sich vor Ressourcenverlusten zu schützen. Menschen mit vielen Ressourcen sind widerstandsfähiger, da sie weniger anfällig für Verluste sind und darüber hinaus ihre eigenen Ressourcen gewinnbringender einsetzen können. Menschen mit weniger Ressourcen sind dagegen anfälliger in ihrem Bewältigungsverhalten.

Traumatischer Stress beinhaltet einen rapiden Verlust von besonders wertvollen Ressourcen. „Personen, die bereits vor einem Trauma nur über wenige Ressourcen verfügen, haben größere Schwierigkeiten mit der Bewältigung der Konsequenzen traumatischer Verluste und haben ein größeres Risiko, klinische Traumareaktionen wie posttraumatische Stressstörungen (posttraumatic stress disorder or PTSD) oder Depressionen zu bekommen. Außerdem belasten die rasanten Verluste während eines Traumas, die Unerwartetheit eines solchen Ereignisses und die extreme Beanspruchung während des traumatischen Ereignisses Personen mit wenig Ressourcen mehr."[185]

Abbildung 15: Gewinn- und Verlustspirale (nach Hobfoll)[186]

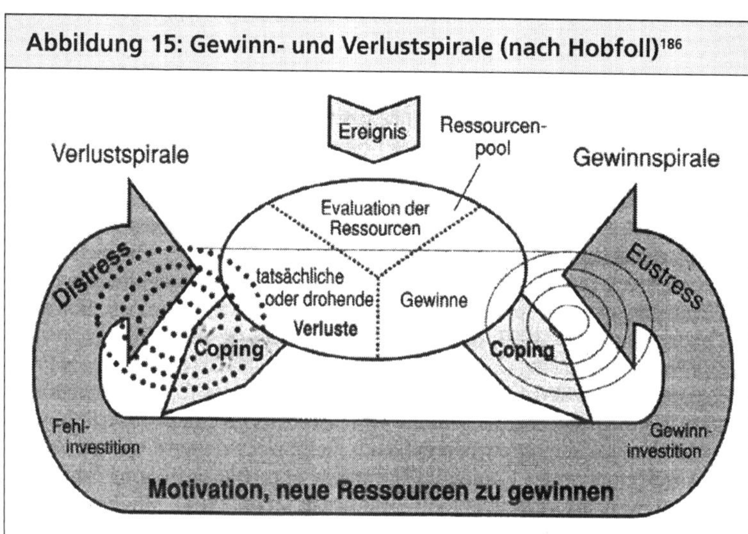

Ressourcenverluste treten vor allem bei solchen Personen auf, die über wenige Ressourcen verfügen bzw. bei denen ein erstmaliger Ressourcenverlust die persönlichen Reserven derart nachteilig verändert, dass sie den anstehenden Herausforderungen nicht mehr gewachsen sind.

Untersuchungen an Vietnamveteranen zeigten, dass diejenigen, die bereits vor einem Kriegseinsatz Ressourcenverluste beklagten, auch nach einem Einsatz geringere unterstützende Ressourcen (soziale Einbindung und Unterstützung) besaßen, die ihnen bei

185 Hobfoll, S./Schumm, J.: Die Theorie der Ressourcenerhaltung: Anwendung auf die öffentliche Gesundheitsförderung. In: Buchwald, P. u. a.: Stress gemeinsam bewältigen. Ressourcenmanagement und multilaxales Coping, 2004, S. 110

186 Hobfoll, S./Buchwald, P.: Die Theorie der Ressourcenerhaltung und das multiaxiale Copingmodell – eine innovative Stresstheorie. In: Buchwald, P. u. a.: Stress gemeinsam bewältigen. Ressourcenmanagement und multilaxales Coping, 2004, S. 15

der Bewältigung ihrer traumatischen Kriegserlebnisse hätten helfen können.[187]

Wendet man die Theorie der Ressourcenerhaltung von Hobfoll auf den Einsatz von Soldaten in einem Einsatz-/Kriegsgebiet oder auf Einsatzkräfte an, ergeben sich daraus eine Reihe von Folgerungen und Konsequenzen. Die nachfolgende Aufzählung zeigt einen Ausschnitt sowohl positiver als auch negativer Faktoren, die sich auf das persönliche Wohlergehen und damit auf den Ressourcenhaushalt auswirken können.

Faktoren mit Wirkung auf den Ressourcenhaushalt

Positive Faktoren

- Glauben an die eigene Stärke
- fundierte Ausbildung, um auf jeden bevorstehenden Einsatz vorbereitet zu sein
- überzeugt sein vom guten Funktionieren des eigenen Materials
- Überlegenheit der eigenen Ausrüstung und Bewaffnung
- Vertrauen in die Fähigkeiten der eigenen Vorgesetzten
- guter Gruppenzusammenhalt, Kennen der Kameraden und daraus folgend ein gutes Wir-Gefühl (positive Gruppenkohäsion)
- überzeugt sein von Sinn, Zweck und Notwendigkeit, aber auch der Rechtmäßigkeit des zu erfüllenden Auftrags
- Unterstützung aus der Heimat von Familie und Freunden, aber auch von denjenigen, die einen in den Einsatz geschickt haben
- angemessene Bezahlung für das Leben in ständiger Gefahr und das Ertragen von zum Teil schwierigen Einsatzbedingungen unter Zurückstellung der eigenen Bedürfnisse (u. a. eingeschränkte Privatsphäre und Leben in Gemeinschaftsunterkünften)
- Gewissheit, dass man selbst, aber auch die Familie im Falle von Verletzung, Verwundung oder Tod wirtschaftlich abgesichert ist
- Einbindung der Familie zu Hause in ein soziales Netzwerk

[187] Hobfoll, S./Schumm, J.: S. 98

noch: Faktoren mit Wirkung auf den Ressourcenhaushalt

Negative Faktoren

- unklare Lage und ein Gefühl der Unsicherheit, da man die Situation am Unglücksort bzw. im Einsatzgebiet bisweilen erstmalig selbst erlebt
- aus einer theoretischen und abstrakten Gefahr entsteht in der Praxis eine wirkliche Gefährdung für das eigene Leben und die eigene Gesundheit und wird zum Bestandteil des täglichen Dienstes
- reale Begegnung mit Verletzung, Verwundung und Tod
- Konfrontation mit einem asymmetrisch und teilweise verdeckt kämpfenden Gegner, für den die eigene christlich-westlich orientierte Weltanschauung (Gebote und Verhaltensweisen) fremd ist und daher nicht zählt
- Umgang mit fremden Kulturen sowie Normen und Werten, die dem eigenen Selbstverständnis nicht entsprechen
- Verpflichtung zur Neutralität in Konflikten, bei denen man nach eigenem Selbstverständnis eingreifen müsste, das internationale Mandat (u. a. durch die ROE – Rules of Engagement) dies aber nicht zulässt. Dadurch entsteht ein Gefühl der Hilflosigkeit
- Leben und Wohnen in unbekannter Umgebung in Zelten oder Containern mit eingeschränkter Privatsphäre
- Trennung von Familie und Freunden über einen in dieser Länge noch nicht gekannten Zeitraum, z. B. während eines mehrmonatigen Auslandseinsatzes
- Vertrauensverlust in die eigene Organisation, wenn Ausrüstung nicht oder nur eingeschränkt verfügbar ist oder im Einsatz erstmalig zur Verfügung steht
- fehlende Unterstützung aus der Heimat; der Einsatz wird zu Hause nicht oder nur am Rande wahrgenommen
- Situation im Einsatz entspricht nicht dem, was vorher angekündigt wurde

Damit ein Gewinn von positiven Ressourcen überhaupt möglich ist, müssen hierzu auch die notwendigen Rahmenbedingungen geschaffen werden. An dieser Stelle sind diejenigen gefordert, die Einsatzkräfte an Unglücksstellen oder in den Auslandseinsatz entsenden.

Das Wichtigste in Kürze

Erhalt des psychischen und physischen Wohlbefindens durch Ressourcen

- Menschen streben danach, eigene Ressourcen vor Verlusten zu schützen, sich von Verlusten zu erholen oder neue Ressourcen hinzuzugewinnen.
- Wenn im Verlauf eines als belastend bewerteten Ereignisses der Verlust von Ressourcen möglich ist oder eintritt, entsteht Stress.
- Traumatischer Stress beinhaltet einen rapiden Verlust von besonders wertvollen Ressourcen.
- Menschen mit vielen Ressourcen sind widerstandsfähiger und weniger anfällig für Ressourcenverluste. Sie können ihre eigenen Ressourcen gewinnbringender einsetzen.
- Menschen mit weniger Ressourcen sind anfälliger in ihrem Bewältigungsverhalten.
- Es gibt positive und negative Faktoren, die sich auf das persönliche Wohlergehen und damit auf den Ressourcenhaushalt auswirken können.

Vor dem Einsatz

Angehörige von Rettungsdiensten, aber auch Polizisten, Soldaten und Intensivpfleger gehören zu den Risikogruppen, die verstärkt an einer PTBS erkranken können. Zahlreiche Institutionen, darunter auch staatliche Organisationen und die Bundeswehr, haben erkannt, dass ihre Mitarbeiter in Ausübung der beruflichen Tätigkeiten mit traumatischen Situationen konfrontiert werden können. Daher werden diese vor einem Einsatz speziell ausgebildet, um Stressfaktoren zu erkennen, damit umgehen zu lernen, Symptome einer PTBS zu kennen und sich auch an herausfordernde Situationen, die ein Trauma auslösen können, zu gewöhnen.

Übergreifend ist man der Auffassung, dass es eine umfassende Vorbereitung sowohl von Angehörigen von Rettungsdiensten als auch von militärischen Kräften auf belastende Situationen geben muss. Eine Reduzierung der Eintrittswahrscheinlichkeit von PTBS aufgrund einer gezielten Vorbereitung konnte bislang allerdings wissenschaftlich nicht nachgewiesen werden. Eine Gewöhnung an belastende und traumatisierende Situationen gibt es daher nicht.

Die Erfahrungen der letzten Jahre zeigen jedoch sehr deutlich, dass trotz vielschichtiger Vorbereitungsmaßnahmen im zivilen und militärischen Bereich die Auftretenshäufigkeit von PTBS nicht rückläufig ist. Untersuchungen bei besonders berufserfahrenen Polizeibeamten ergaben, dass diese Stresssituationen nicht automatisch besser bewältigen können als weniger erfahrene Kollegen. Diese Tendenz wurde auch im militärischen Bereich erkannt. Die mehrfache Teilnahme an Auslandseinsätzen erhöht eher die Gefahr, von PTBS betroffen zu werden, als sich daran zu gewöhnen.

Umfangreiche Vorbereitung und Ausbildung

Um die Auftretenswahrscheinlichkeit von psychischen Verletzungen möglichst gering zu halten, legen zivile Organisationen und die Bundeswehr ihr Engagement auf eine umfangreiche Vorbereitung und Ausbildung. Dabei sind jedoch unsere Normen und Werte zu berücksichtigen, denn nicht jede Ausbildung ist auch wirklich geeignet.

Beispiel:

Britische Sanitäter wurden für einen Einsatz in Afghanistan auf das Bergen von verstümmelten Verwundeten vorbereitet, indem sie an amputierten Schauspielern und kriegsversehrten Soldaten übten, um bestmöglich auf den Einsatz vorbereitet zu sein. Ob die Vorausbildung geeignet war, die Zahl der Betroffenen sowie Dauer und Intensität der Erkrankung zu verringern, wurde bisher nicht untersucht. Nach dem Einsatz bekannte der zuständige militärisch Verantwortliche allerdings, dass man zwar eine realistische Einsatzvorbereitung durchgeführt habe, die Erfahrungen in Afghanistan aber wesentlich schlimmer waren.[188]

Wichtig: Um die Akzeptanz für die Ausbildung in Stressprävention zu vergrößern, müssen vor allem die Ausbildungsverantwortlichen aller Führungsebenen von der Wichtigkeit dieser Ausbildung überzeugt werden, da die Meinungsbildung vorzugsweise über diesen Teilnehmerkreis gesteuert wird. Hier ist besondere Überzeugungsar-

188 von der Brelie, K.: Jeder muss wissen, was auf ihn zukommt. Vor dem Einsatz in Afghanistan trainieren britische Sanitäter mit Kriegsversehrten (20.03.2009). Und: Der grausame Krieg (22.10.2009). In: Hannoversche Allgemeine Zeitung

beit notwendig, damit überall die Erkenntnis reift, dass Stressmanagement eine Führungsaufgabe ist und von allen auch so begriffen werden muss.

Dienstliche Vorbereitung

Besonders wichtig bei der Einsatzvorbereitung ist, die zur Verfügung stehende Zeit sinnvoll auszuplanen und alle sowohl für die berufliche als auch private Vorbereitung sinnvollen Aspekte zu berücksichtigen. Dabei kommt es darauf an, sich mit den zu erwartenden Anforderungen auseinanderzusetzen und vorhandene Ausbildungs- und Kenntnislücken zu schließen. Informationen über einen bevorstehenden Einsatz sollten gesammelt werden. Kenntnisse über den neuen Einsatzbereich helfen, zusätzliche interkulturelle Kompetenz aufzubauen. Außerdem bietet es sich an, mit den Menschen zu sprechen, die bereits vergleichbare Erfahrungen gesammelt haben oder vor der gleichen Herausforderung stehen. Dabei ist auch Eigeninitiative gefordert („Abholschuld"), da einem nicht immer alle notwendigen Informationen von der eigenen Organisation zur Verfügung gestellt werden. Bereits gemachte negative Vorerfahrungen müssen aufgearbeitet werden (können), um zu vermeiden, eine neue Aufgabe bereits mit einer negativen Grundstimmung anzugehen. Wichtig ist es zudem, den Kontakt mit den Personen zu intensivieren, mit denen vermutlich der Einsatz absolviert wird. Das hat den Vorteil, dass sich die Beteiligten vorab kennenlernen und bereits gemeinsam als gefestigte Gruppe neue Aufgaben angehen können.

Private und familiäre Vorbereitung

Zentrale Bedeutung hat die Einbindung des Partners bzw. der Angehörigen. Hier ist es wichtig, die anstehenden Herausforderungen, wie Trennung, zeitlich begrenzter Kontakt oder teilweise eingeschränkte Kommunikationsmöglichkeiten, gemeinsam zu besprechen und nach für alle Beteiligten tragfähigen Lösungen zu suchen. Dabei sollten alle Fragen, auch für den hoffentlich ausbleibenden Notfall, besprochen werden. Sowohl die für einen Einsatz eingeplanten als auch die zu Hause bleibenden Personen müssen die Sorgen, Ängste und Nöte der jeweils anderen ernst nehmen und akzeptieren. Eine offene Kommunikation, Gespräche mit ebenfalls Betroffenen und Kennen des regionalen sozialen Netzwerkes sowie der zugehörigen Ansprechpartner helfen bei der Bewältigung dieser Fragen.

Das Wichtigste in Kürze

- Akzeptieren: Es gibt keine Gewöhnung an traumatisierende Situationen.
- Stressprävention ist eine Führungsaufgabe.
- Zeit bis zum Einsatz gezielt planen
- Ausbildungs- und Wissenslücken schließen
- Über Einsatz informieren („Informationsabholschuld")
- Vorerfahrungen aufarbeiten
- Gespräch mit Partner/Angehörigen (Sorgen ernst nehmen)
- Persönliche Dinge regeln (auch für Notfälle)
- Alle eigenen Voraussetzungen für einen Ressourcengewinn schaffen

Während des Einsatzes

An Unglücksorten, aber auch im Einsatz besteht die Gefahr, besonders belastende Situationen zu erleben. Diese Ereignisse können immer und überall auftreten und jeden betreffen. Eine Stressreaktion auf das Erlebte ist eine völlig normale Reaktion des Organismus auf eine außergewöhnliche Situation. Die Reaktionen können sofort auftreten, aber auch erst nach Tagen, Wochen oder Monaten, wenn man bereits wieder zu Hause ist.

Im Einsatz ist es entscheidend, auf seine Kollegen und Kameraden zu achten und mögliche Verhaltensänderungen zu erkennen. Dabei ist nicht nur der Vorgesetzte gefordert, indem er auf seine Nachgeordneten achtet. Auch die Fürsorge von unten nach oben und das Aufpassen auf gleichgestellte Mitarbeiter und Kameraden sind von entscheidender Bedeutung.

Es ist eine völlig normale Reaktion, wenn ein Betroffener unmittelbar nach einem erlebten traumatischen Ereignis unruhig ist, schlecht schläft, weint oder verzweifelt ist. Hier ist bei Bedarf Unterstützung gefordert. Keinesfalls sollten Betroffene mit „Lass uns mal drüber reden ...!" unter Druck gesetzt werden. Wenn jedoch ein Gespräch gesucht wird, sollte dies auch ermöglicht werden.

Die meisten Organisationen verfügen über Fachleute (spezialisierte Ärzte und Psychologen), aber auch speziell ausgebildetes Unterstützungspersonal (Peers im Bereich der Bundeswehr), die bzw. das man bei auftretenden Symptomen aufsuchen oder um Hilfe bitten kann. Darüber hinaus ist es hilfreich, die vorhandenen Netzwerke in den unterschiedlichen Institutionen zu nutzen. Es ist eine frühzeitige Kontaktaufnahme mit den verantwortlichen Stellen anzuraten, um sich Tipps und Unterstützung zu holen.

Das Wichtigste in Kürze

- Im Einsatz besteht die besondere Gefahr, belastende Situationen zu erleben. Dies kann jeden betreffen und überall auftreten.
- Eine Stressreaktion auf das Erlebte ist eine völlig normale Reaktion des Organismus auf eine außergewöhnliche Situation.
- Reaktionen können sofort auftreten, aber auch erst nach Tagen, Wochen oder Monaten, wenn man bereits wieder zu Hause ist.
- Betroffene sind zu unterstützen, wenn Hilfe gewünscht wird.
- Nicht zum Gespräch drängen!
- Fachpersonal ist rechtzeitig einzubinden.
- Netzwerke sollten bekannt sein.

Einsatznachbereitung

Die im Einsatz oder an einer Unglücksstelle erlebten Eindrücke prägen, verändern und brauchen mitunter auch Zeit, um verarbeitet zu werden. Abhängig von der Einsatzdauer, können von traumatischen Ereignissen Betroffene „verändert" nach Hause zurückkehren.

Sowohl die Zurückkehrenden als auch die zu Hause Gebliebenen sollten sich gedanklich auf die Rückkehr eines Partners oder Angehörigen vorbereiten und einstimmen. Übertriebene Erwartungen sind zurückzustellen und Überforderungen zu vermeiden. Dies gilt umso mehr, wenn besonders belastende Erfahrungen gemacht wurden. Auf Veränderungen ist sensibel und angemessen zu reagieren, ohne dabei aber alles überzubewerten. Die Zurückkehrenden benötigen ausreichend Zeit, sich wieder einzugewöhnen und einzuleben.

So wie es im Einsatz die Möglichkeit zum Austausch gibt, ist dies auch für die zu Hause gebliebenen Personen zu empfehlen, z. B. durch Nutzung der heimischen Netzwerke und Gespräche mit Betroffenen und Gleichgesinnten. Dies kann auch dabei helfen, die vom Partner oder Angehörigen erlebten Situationen und sein vielleicht ungewohntes Verhalten besser verstehen und einordnen zu können. Der emotionalen Unterstützung kommt eine entscheidende Bedeutung zu und kann mit zur Stabilisierung und Verarbeitung des Erlebten beitragen.

Das Wichtigste in Kürze

- Traumatisierte können verändert nach Hause kommen.
- Die Rückkehr sollte sorgfältig vorbereitet werden.
- Auf Veränderungen ist sensibel zu reagieren – nicht alles überbewerten.
- Die emotionale Unterstützung spielt eine große Rolle.
- Die Nutzung von Netzwerken und der Austausch mit Gleichgesinnten sind zu empfehlen.
- Ebenso sollten die Reintegrationsseminare genutzt werden.
- Bei Symptomen sollten sich die Betroffenen nicht davon abhalten lassen, professionelle Hilfe in Anspruch zu nehmen.

7

Führen von Einsatzgeschädigten und psychisch Belasteten

Setzt man sich als Vorgesetzter von Mitarbeitern oder als angehender Chef mit der Frage von Führungsphilosophien auseinander, findet man in der gängigen Literatur viel Lesenswertes über die Kunst Menschen zu führen und Verhaltensmaßregeln, die man dabei als Vorgesetzter beachten sollte. Primär werden vor allem die klassischen Themen wie aufgaben-, mitarbeiter- und teamorientierte Führungstechniken beschrieben, die, verbunden mit den Ergebnissen wissenschaftlicher Studien, angenehm verpackt und anschaulich beschrieben dargereicht werden.

Als Vorgesetzter von Einsatzkräften stellt sich jedoch die Frage, wie man mit Traumatisierten umgeht. Studiert man die aktuellen Tages- und Fachzeitschriften, stößt man in zunehmendem Maße auf Themen wie Depression, Burnout und andere psychische Erkrankungen in der Arbeitswelt, die dort einen immer breiteren Raum einnehmen und zu nicht zu vernachlässigbaren Beeinträchtigungen führen können. Die sich unmittelbar anschließenden Fragen, wie man als Vorgesetzter oder zukünftiger Chef auf diese Herausforderung reagiert, welches Führungsverhalten angemessen und sinnvoll ist, um seinen Anteil am Gesundbleiben oder -werden der Mitarbeiter zu leisten, und wie die positiven Ansätze des Betrieblichen Gesundheitsmanagements in das eigene Handeln einfließen können, bleiben fast gänzlich unbeantwortet. Auch für die Chefs, die Mitarbeiter im Auslandseinsatz führen, sind nur wenig geeignete Unterlagen zu finden, wie man sich in diesen Situationen verhält. Dies gilt besonders auch für Vorgesetzte im Bereich der Bundeswehr, wo neben den zunehmenden Belastungen im Grundbetrieb vor allem aufgrund von Auslandseinsätzen verstärkt neue Herausforderungen auftreten.

Eine gute Definition zur Frage der Inhalte erfolgreicher Führung findet man in der Zentralen Dienstvorschrift 10/1 (Innere Führung), die eigentlich für den Bereich der Bundeswehr geschrieben wurde, aber allgemeingültigen Charakter besitzt. „Verantwortung, Motivation, Fürsorge und Führen nach Auftrag sowie durch persönliches Vorbild sind konstante Elemente im Führungsverständnis der Bundeswehr." Die beiden entscheidenden Elemente sind hierbei Verantwortung und Fürsorge.

Ein schon seit jeher umgesetzter Grundsatz besagt, dass Verantwortung nicht teilbar ist. Dies bedeutet, dass der Vorgesetzte für die in seinem Verantwortungsbereich getroffenen Entscheidungen allein die Verantwortung trägt. Selbst wenn man Teilbereiche delegieren kann – die Gesamtverantwortung bleibt immer bei einem Vorgesetzten. Somit wirkt Verantwortung von oben nach unten und ist eindimensional zu betrachten.

Fürsorge wird aus dem Sozialstaatsprinzip und dem gegenseitigen Treueverhältnis zwischen Dienstherrn und Soldaten abgeleitet. Sie beinhaltet die besondere Pflicht des Staates, die durch den Dienst veranlassten Belastungen für Soldaten und deren Familien möglichst auszugleichen. „Die Fürsorge des Dienstherrn umfasst das ständige Bemühen, Soldatinnen und Soldaten vor Schaden und Nachteilen zu bewahren. Vorgesetzte stellen in Zusammenarbeit mit dem Sozialdienst der Bundeswehr sicher, dass die Soldatinnen und Soldaten über ihre gesetzlichen Ansprüche auf soziale Leistungen unterrichtet werden und diese geltend machen können."

Aus den Definitionen zu Verantwortung und Fürsorge kann man deutlich ableiten, dass beide Bereiche nur aus Sicht des Vorgesetzten gesehen werden und auf die Beschreibung der Aufgaben, die ihm dabei zukommen. Somit wirken sowohl Verantwortung als auch Fürsorge primär nur von oben nach unten. Dies greift jedoch bei einer intensiveren Betrachtung zu kurz. Während Verantwortung auch weiterhin nicht teilbar sein wird, da Befehls- und Entscheidungsstränge hierarchisch von oben nach unten verlaufen, stellt sich dies bei Fürsorge anders dar. In einer von immer größeren Herausforderungen geprägten Zeit ist es unabdingbar, dass bei den besonderen Belastungen aus Einsatz und zunehmendem Stress in der täglichen Routine ein grundlegendes Umdenken stattfinden muss. Fürsorge darf nicht nur im Einbahnstraßenverkehr von oben nach unten gesehen werden. Sie verläuft stattdessen multidimensional, also in alle Richtungen.

Bei Fürsorge ist eben nicht nur der Vorgesetzte gefordert, indem er auf seine Nachgeordneten achtet. Auch die Fürsorge von unten nach oben und das Aufpassen auf gleichgestellte Mitarbeiter und Kameraden sind von entscheidender Bedeutung. Daraus ergibt sich die Schlussfolgerung, dass sich Fürsorge nicht auf die Wahrnehmung durch den Vorgesetzten beschränkt, sprich von oben nach unten, sondern in alle Richtungen stattfindet. Dies zeigt aber auch, dass Fürsorge mehr ist als eine Führungsaufgabe für Vorgesetzte und somit alle Soldaten betrifft. Jeder Einzelne ist gefordert, in seinem Umfeld auf die anderen Kameraden zu achten und sich somit aktiv um seine Umgebung zu kümmern. Damit wird es möglich, besondere Belastungen bis hin zu möglichen Erkrankungen eher zu erkennen und den potenziell Geschädigten Hilfe zuteilwerden zu lassen. Dem Vorgesetzten kommt die besondere Aufgabe zu, seine Fürsorge nicht nur in alle Richtungen anzuwenden, sondern auch seinen Untergebenen zu verdeutlichen, dass auch sie eine Fürsorgeaufgabe haben. Das nachfolgende Multidimensionale Verantwortungs- und Fürsorgemodell zeigt anschaulich, wie Fürsorge in den Mittelpunkt rückt.

Neben den bereits beschriebenen positiven und negativen Faktoren, die sich auf das persönliche Wohlergehen und damit auf den Ressourcenhaushalt auswirken können, gibt es viele besondere Belastungen

Abbildung 16: Multidimensionales Verantwortungs- und Fürsorgemodell

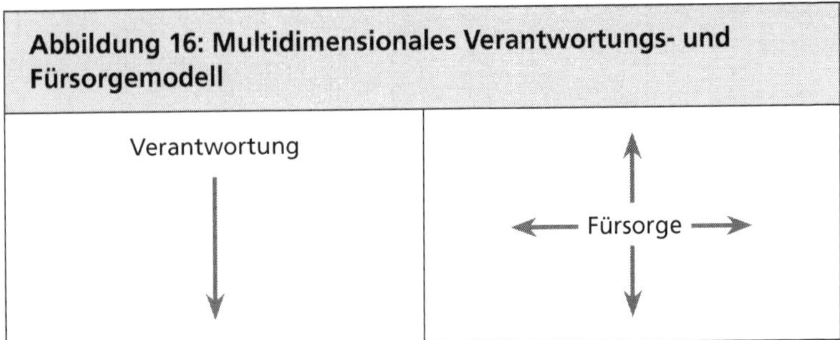

bei im Einsatz befindlichen Soldaten, denen sich militärische Führer aller Ebenen stellen müssen.

In den sowohl allgemeinen militärischen Ausbildungsabschnitten für Führungspersonal als auch in der speziellen einsatzvorbereitenden Ausbildung müssen militärische Führer intensiv an die Themen „Tod und Verwundung", „Führen unter Belastung" sowie „Führen und Führung von Einsatzversehrten im Einsatz und zu Hause" herangeführt werden. Es ist enorm wichtig, dass sich militärische Führer im Vorfeld eines Einsatzes mit diesem Fragenkomplex auseinandersetzen. Beim Dienst im Heimatstandort wird es zunehmend die Regel und damit Normalität werden, dass einsatzversehrte Soldaten in den Einheiten Dienst leisten. Deshalb kommt es darauf an, den Vorgesetzten aller Ebenen eine Hilfe an die Hand zu geben, mit welchen Herausforderungen sie konfrontiert werden können und wie sie lernen, damit umzugehen. Hierbei muss die Problematik mehrschichtig gesehen werden. Dazu zählen zunächst alle Situationen, die sich im Einsatz abspielen. Hier muss ein militärischer Führer sein Umfeld kennen, beobachten, Veränderungen wahrnehmen und auf diese reagieren können. Dabei ist er allerdings nicht allein, sondern kann sich in aller Regel auf ein fundiertes Netzwerk aus u. a. Kameraden, Militärpfarrern, Truppenpsychologen und Peers abstützen. Diese können ihn bei dieser wichtigen Führungsaufgabe unterstützen. In erster Linie ist hier die Kommunikation wichtig. Es genügt nicht, dass der Vorgesetzte auf seiner Checkliste die Vorgabe „Mit dem Netzwerk zur Erkennung und Unterstützung von besonderen Einsatzbelastungen sprechen" mit einem Haken versieht, weil er zu Beginn eines Einsatzes einmal an einer Gesprächsrunde teilgenommen hat und damit glaubt, er hätte jetzt dieser Aufgabe genug Augenmerk gewidmet. Der kontinuierliche Dialog ist von herausragender Wichtigkeit und eine besondere Führungsaufgabe. Nur der Vorgesetzte, der sich regelmäßig um seinen nachgeordneten Bereich kümmert und das Gespräch sucht, macht zum einen deutlich, dass er am Wohl seiner Frauen und Männer interessiert ist, und zum anderen, dass er diese Aufgabe als so wichtig bewertet, dass sie von ihm selbst wahrgenommen werden muss. Damit wird auch seinen nachgeordneten Führern die Wichtigkeit dieser Aufgabe deutlich, so dass sie sich hier automatisch verstärkt engagieren.

Beim Dienst im Heimatstandort nach dem Einsatz gebietet es die Fürsorgeverpflichtung des Vorgesetzten, sich weiter um seine Untergebenen zu kümmern und besonders im Hinblick auf psychische Einsatzverwundungen oder auch allgemeine Auffälligkeiten angemessen zu unterstützen, Hilfe anzubieten oder den Rat von Fachleuten anzubieten bzw. diese hinzuzuziehen.

Darüber hinaus gibt es aber auch einsatzversehrte Kameraden, die bereits aus früheren Einsätzen körperliche oder psychische Schädigungen davongetragen haben und trotzdem in der Einheit Dienst leisten können. Diesen Kameraden muss der Vorgesetzte unbefangen gegenübertreten, sie in die Einheit, sofern nicht bereits geschehen, integrieren und entsprechend ihrer Möglichkeiten einsetzen. Dazu gehört auch, bei den anderen Angehörigen der Einheit dafür Verständnis zu wecken, dass mitunter die Leistungsfähigkeit dieser Kameraden eingeschränkt ist, sie nur Teile des Dienstes absolvieren können und ggf. öfter Kur-, Reha- oder andere gesundheitswiederherstellende Maßnahmen in Anspruch nehmen müssen. Gleichwohl sind sie vollwertiger Teil der Gemeinschaft und leisten ihren Anteil entsprechend ihren aktuellen Fähigkeiten. Ggf. muss man den einen oder anderen Mitarbeiter, der sich über diese Kameraden lustig macht, ihre Leistungsfähigkeit abfällig bewertet oder sich mokiert, Aufgaben von anderen mit zu übernehmen, darüber aufklären, dass jeder in diese Situation geraten kann und dann auch angemessene und kameradschaftliche Hilfe erwartet.

Zusätzlich ist die besondere Situation der Einsatzgeschädigten zu berücksichtigen. Neben der Notwendigkeit ggf. an Therapiesitzungen teilzunehmen, um von ihrer Krankheit geheilt zu werden, sind zum Teil auch umfangreiche Verwaltungsangelegenheiten zu regeln. Diese erfordern mitunter viele Gutachterbesuche, damit eine Wehrdienstbeschädigung und ein Grad der Behinderung anerkannt werden können. Da die Ergebnisse von Gutachten durchaus nicht immer zur sofortigen Anerkennung einer Schädigung führen, sind

Einsprüche, gerichtliche Schritte und neue Gutachten notwendig. Die Betroffenen setzen in einem solchen Fall einen großen Teil ihrer Energie dafür ein, das ihnen aus ihrer Sicht zustehende Recht zu erhalten. Damit fallen diese Mitarbeiter teilweise, zum Teil sogar komplett, als vollwertige Mitarbeiter aus. Auch diese Umstände muss der Vorgesetzte kennen, um im Sinne des Betroffenen, aber auch der anderen Mitarbeiter reagieren und ggf. auftretende Missstimmungen bereinigen zu können. Hieraus ergibt sich fast zwangsläufig, dass der Vorgesetzte das Krankheitsbild der Betroffenen in groben Zügen kennen sollte, so dass er, ohne selbst therapeutischer Fachmann zu sein, das Verhalten der Betroffenen und ihre Leistungsfähigkeit grundsätzlich einschätzen kann. Grenzen werden hier allerdings durch die ärztliche Schweigepflicht gesetzt. Dies wird umso schwieriger, wenn Betroffene keine Informationsweitergabe des Arztes an Dritte wünschen.

Auch die aktuelle Gesetzeslage des Einsatzversorgungsgesetzes und des Einsatzweiterverwendungsgesetzes muss einem Vorgesetzten bekannt sein. „Wer besonders belastet ist, bedarf besonderer Zuwendung und Unterstützung. Es ist ständige Aufgabe der
7 Vorgesetzten, psychische und physische Überlastung anvertrauter Soldatinnen und Soldaten zu erkennen und diese zu vermeiden. Vorgesetzte stärken besonders durch gemeinsames Bewältigen von Belastungssituationen den Zusammenhalt der ihnen unterstellten Soldatinnen und Soldaten und fördern so die Kameradschaft und das Vertrauen in die gemeinsame Leistungsfähigkeit sowie das Selbstwertgefühl der Gemeinschaft. Darüber hinaus ist es Aufgabe der Vorgesetzten sicherzustellen, dass schwerbehinderte Soldatinnen und Soldaten nicht wegen ihrer Behinderung benachteiligt werden."

Der Umgang mit Einsatzversehrten scheint insgesamt weniger schwierig zu sein, wenn der militärische Führer gemeinsam mit den einsatzversehrten Kameraden im Einsatz war. In der militärischen Realität zeigt sich aber auch, dass die Versetzung von militärischem Führungspersonal an der Tagesordnung ist. Hier entsteht ein Spannungsverhältnis. Auf der einen Seite steht die Institution Bundeswehr, für die ein permanenter Wechsel von Vorgesetzten systemimmanent ist, damit die militärischen Führer Verwendungsbreite bekommen, auf verschiedene Dienstposten Erfahrungen sammeln können und anschließend eine dem Alter entsprechende adäquate Förderung erhalten. Auf der anderen Seite stehen das Bestreben und der Wunsch, gefestigte Strukturen beizubehalten und somit den Zusammenhalt und die Kohäsion einer Einheit oder eines Verbandes zu nutzen, um vor allem den einsatzgeschädigten Soldaten ein Netz und eine gemeinsame, kameradschaftliche und verständnisvolle Basis zu bieten.

Der häufige Dienstpostenwechsel gilt aber nicht nur für militärische Vorgesetzte, sondern auch für Ärzte aus dem Bereich der Bundeswehr. Diese werden häufiger versetzt oder sind an ihrem Standort aufgrund von Auslandseinsätzen seltener präsent. Letztendlich werden durch die Neuorganisation der Bundeswehr aber auch Truppenteile und bekannte Strukturen aufgelöst oder Stäbe, Einheiten und Verbände an einen anderen Standort verlegt. Gerade für Versehrte gehen bei solch häufigen Wechseln wichtige Verbindungen verloren und bisher bestehende Vertrauensverhältnisse müssen stets mühsam wieder neu aufgebaut werden. Ein militärischer Führer mit Einsatzerfahrung wird sich diesen Themen aufgrund eigener Erlebnisse im Einsatz und dem Verständnis für Einsatzverwundete leichter öffnen können. Aber auch jüngere Vorgesetzte ohne Einsatzerfahrung können mit Führungsverantwortung betraut werden, weil sie ggf. gerade ihre Ausbildung abgeschlossen haben oder mit der Vertretung eines anderen Vorgesetzten beauftragt werden. Vorgesetzte müssen daher besonders auf diese Herausforderungen im Rahmen ihrer Ausbildung vorbereitet werden.

Vorgesetzte können im Einsatz ebenso verwundet werden. Wie gehen Untergebene damit um, wenn sie erfahren oder miterleben, dass ihr militärischer Führer eine Einsatzverwundung, ggf. auch psychischer Art erlitten hat? Die nächsthöheren Vorgesetzten müssen hier unbedingt eingebunden werden, um die Situation zu begleiten und bei Bedarf angemessene Maßnahmen zu ergreifen. Auch dies ist ein klares Beispiel dafür, dass Fürsorge nicht nur von oben nach unten, sondern auch umgekehrt stattfinden muss.

Grundsätzlich ist in diesem Kontext die Frage zu klären, ob ein militärischer Vorgesetzter aus einer Führungsverantwortung herausgelöst werden muss, wenn er eine Traumatisierung im Einsatz erlitten hat oder durch stressintensive Situationen besonderen Belastungen ausgesetzt ist. Dabei ist zum einen zu prüfen, ob sich der Vorgesetzte einen Verbleib auf seinem Dienstposten vorstellen kann. Aber auch die nachgeordneten Führer in seinem Verantwortungsbereich sind in diesen Prozess miteinzubeziehen. Haben sie aufgrund der Vorfälle eventuell das Vertrauen in ihren Vorgesetzten verloren? Wie wirkt sich darüber hinaus das gesamte Problem auf den aktuellen Einsatz aus?

Tritt eine solche Problematik am Heimatstandort auf, muss dies auch hier eine Beurteilung und genaue Analyse der Situation nach sich ziehen. Dabei ist zunächst zu prüfen, ob der Vorgesetzte noch in der Lage ist, seine Aufgabe zu erfüllen, auch unter dem Blickwinkel, dass ein neuer Einsatz oder zukünftige herausfordernde Situationen bevorstehen. Aber auch hier kommt dem nachgeordneten Bereich eine besondere Aufgabe zu, denn nur gemeinsam mit den Untergebenen, die Vertrauen in die Fähigkeiten und Fertigkeiten ihres Vorgesetzten haben müssen, kann ein für alle Seiten akzeptabler Kompromiss gefunden werden, damit diese Gemeinschaft auch zukünftige schwere Aufgaben gemeinsam bewältigen kann. Dem Vorgesetzten muss dabei immer bewusst sein, dass die Preisgabe von Schwäche oder Verwundbarkeit den Führungsanspruch nicht reduziert.

Die in einigen Truppenteilen bereits eingerichteten Lotsendienstposten können den Vorgesetzten bei seiner Aufgabe der Fürsorge für Einsatzgeschädigte wirkungsvoll unterstützen. Die Lotsen können den Einsatzgeschädigten u.a. aufzeigen, bei welchen Stellen Anträge abgegeben, wie bestimmte Formulare ausgefüllt und welche Fristen eingehalten werden müssen. Letztlich haben Lotsen aber lediglich eine beratende Funktion. Die Fürsorge obliegt dem Vorgesetzten trotzdem uneingeschränkt weiter.

Das Wichtigste in Kürze

- Die Führung von Einsatzgeschädigten im Einsatz und zu Hause wird immer wichtiger, aber auch die Führung von psychisch Belasteten nimmt an Bedeutung zu.
- Auf das Thema im Vorfeld intensiv vorbereiten!
- Jeder Vorgesetzte muss sich dieser Herausforderung stellen. Diese Aufgabe lässt sich nicht delegieren.
- Fürsorge gilt nicht nur von oben nach unten, sondern immer auch von unten nach oben sowie zu den Seiten.
- Auch Vorgesetzte können Opfer einer Einsatzschädigung oder einer psychischen Belastung werden.
- Die Preisgabe von Schwäche oder Verwundbarkeit reduziert nicht den Führungsanspruch eines Vorgesetzten.

PTBS – Kurztest, Informationen und Übungen

Kurze Screening-Skala für PTBS nach DSM-IV (7-Item-Skala)

Testaufbau

Der Fragebogen erhebt sieben Symptome während des letzten Monats, die vor dem Hintergrund eines traumatischen Erlebnisses auftraten. Dabei beziehen sich fünf Fragen auf die DSM-IV Symptomgruppe Vermeidung und Erstarrung sowie zwei auf die Symptomgruppe erhöhtes Erregungsniveau/Übererregung. Bei der Beantwortung der Fragen gibt es die Möglichkeit, auf einer Skala von 0 („überhaupt nicht") bis 3 („fünfmal pro Woche/fast immer") das momentane Befinden zu bewerten. Zu Beginn enthält das Kurz-Screening zwei Fragen zum Trauma selbst, um das Vorliegen der Traumakriterien zu prüfen, so dass insgesamt neun Fragen zu beantworten sind.

Auswertung

Bei der Auswertung wird das Vorhandensein eines Symptoms codiert, sobald es zwei- bis viermal pro Woche oder häufiger aufgetreten ist. Die Anzahl der vorhandenen Symptome ergibt den Gesamtwert. Der Maximalwert beträgt 7, der Minimalwert 0. Um die Diagnose einer PTBS stellen zu können, müssen vier oder mehr Symptome mindestens zwei- bis viermal pro Woche vorhanden sein. Darüber hinaus müssen auch die Traumakriterien erfüllt sein.

Ein Testverfahren kann jedoch keine gesicherte Diagnose erbringen. Bitte beachten Sie deshalb, dass es sich hierbei immer nur um eine Verdachtsdiagnose handeln kann. Bei einem erhöhten Summenwert ist deshalb unbedingt eine Untersuchung durch einen Facharzt oder Psychologen zu empfehlen.

Kurze Screening-Skala für posttraumatische Belastungsstörungen nach DSM-IV[189]

Im Folgenden wird nach einer Reihe von **schwerwiegenden oder traumatischen Lebensereignissen** gefragt, wie z. B. Erfahrungen mit Verbrechen, Katastrophen und körperlichen oder seelischen Übergriffen.

Geben Sie bitte für jedes Ereignis an, ob es passiert ist und wenn ja, wie oft es passierte, sowie Ihr ungefähres Alter, als es passierte (wenn Sie sich nicht sicher sind, geben Sie Ihre beste Schätzung an).

Liste von traumatischen Ereignissen

- ______________________
- ______________________
- ______________________
- ______________________
- ______________________
- ______________________

Während des schlimmsten Erlebnisses ...	Ja	Nein
1. ... fühlten Sie sich hilflos?	☐	☐
2. ... hatten Sie starke Angst oder waren voller Entsetzen?	☐	☐

8

[189] Breslau, N./Peterson, E. L./Kessler, R. C./Schultz, L. R.: Short Screening Scale for DSM-IV Posttraumatic Stress Disorder. American Journal of Psychiatry, 1999, 156, S. 908–911; Maercker, A.: Kurze Screening-Skala für Posttraumtische Belastungsstörungen nach DSM-IV. Universität Zürich 2008

Die folgenden Fragen beziehen sich auf **den letzten Monat:**

	Überhaupt nicht	**Einmal oder seltener pro Woche**	**2–4 Mal pro Woche/ die Hälfte der Zeit**	**5 Mal pro Woche/ fast immer**
3. Haben Sie sich bemüht, Aktivitäten, Menschen oder Orte zu meiden, die Sie an das Erlebnis erinnern?	☐	☐	☐	☐
4. Haben Sie deutlich weniger Interesse an Aktivitäten, die vor dem Erlebnis wichtig für Sie waren, oder haben Sie sie deutlich seltener unternommen?	☐	☐	☐	☐
5. Fühlen Sie sich den Menschen Ihrer Umgebung deswegen entfremdet oder anders?	☐	☐	☐	☐
6. Fühlten Sie sich abgestumpft oder taub (z. B. nicht weinen können oder sich unfähig fühlen, liebevolle Gefühle zu erleben)?	☐	☐	☐	☐
7. Hatten Sie durch das Erlebnis das Gefühl, dass sich Ihre Zukunftspläne und Hoffnungen nicht erfüllen werden (z. B. dass Sie keine Kinder haben oder Sie keinen Erfolg im Beruf haben würden)?	☐	☐	☐	☐
8. Hatten Sie Ein- oder Durchschlafstörungen seit dem Erlebnis (d. h. vorher noch nicht)?	☐	☐	☐	☐
9. Waren Sie nervös oder schreckhaft (z. B. wenn jemand hinter Ihnen Geräusche macht)?	☐	☐	☐	☐

10 Merkpunkte zu PTBS

Das Wichtigste zur PTBS in Kürze

- PTBS ist eine länger andauernde psychische Störung infolge einer erlittenen Traumatisierung.
- Traumatische Erlebnisse sind potenzielle oder reale Todesbedrohungen, ernsthafte Verletzungen oder eine Bedrohung der körperlichen Unversehrtheit bei sich oder anderen, auf die mit Furcht, Hilflosigkeit oder Schrecken reagiert wird.
- Die Erkrankung an PTBS ist eine Reaktion auf ein belastendes Ereignis oder eine Situation außergewöhnlicher Bedrohung oder katastrophenartigen Ausmaßes.
- PTBS kann jeder bekommen, der ein Trauma erlebt hat. Einsatzkräfte haben ein besonders hohes Risiko, an PTBS zu erkranken. Es ist kein Zeichen von Schwäche.
- Betroffene berichten bei einer PTBS häufig von Übererregbarkeit, ständigem Wiedererleben des Traumas, emotionaler Abgestumpftheit, aber auch hoher Risikobereitschaft sowie Vermeiden von Aktivitäten und Situationen, die an das Trauma erinnern.
- Neben PTBS gibt es weitere mögliche Folgen nach Extrembelastungen (z. B. Depression, Burnout, Angststörungen, Panikattacken oder Suchterkrankungen).
- Auch das Erleben mehrerer kleiner traumatischer Ereignisse kann – wenn die eigenen Ressourcen aufgebraucht sind – eine PTBS auslösen.
- Ausbildung verringert nicht die Gefahr, an einer PTBS zu erkranken. Gute Kenntnisse über PTBS erleichtern aber das Erkennen und den Umgang damit.
- Auf eigene Veränderungen sowie auf Kameraden und Kollegen achtgeben.
- Bei Bedarf professionelle Hilfe aufsuchen.

Kurzinformationen zu PTBS[190]

Allgemeines

Nach einem seelischen Schock haben fast alle Betroffenen unangenehme Gefühle und Gedanken oder körperliche Symptome. Diese können nach kurzer Zeit abgeklungen sein, können aber auch länger anhalten. Darüber hinaus können nach einen Trauma immer wieder ungewollt Gedanken und Erinnerungen an das Trauma (z.B. durch Bilder, Geräusche) durch den Kopf gehen. Dies stellt jedoch eine normale Reaktion auf ein abnormales Erlebnis dar, indem der Körper versucht, das traumatische Erlebnis zu verarbeiten.

In diesem Informationsteil werden nochmals kurz die typischen Reaktionen im Zusammenhang mit einem Trauma aufgezeigt. Dies soll auch Angehörigen dabei helfen, die Symptomatik besser zu verstehen. Obgleich jeder Mensch seine speziellen Umgangsformen mit einer belastenden Situation hat, gibt es viele Gemeinsamkeiten.

Gefühl der Bedrohung

Nach einem traumatischen Ereignis haben viele Betroffene ein Gefühl der Bedrohung, das heißt es besteht weiterhin eine gewisse Angst. Dies äußert sich insbesondere darin, dass es zu einem ungewollten Wiedererleben (Flashback) von Teilen des Traumas kommt sowie eine innere Unruhe, Schreckhaftigkeit und eine erhöhte Wachsamkeit (Hyperarousal) zu verzeichnen sind.

Für das Gefühl der Bedrohung gibt es zwei Ursachen: Einerseits ist es eine direkte Folge der erlebten Bedrohung, indem bestimmte Reize (z. B. besondere Orte, Farben, Gerüche), die mit dem traumatischen Erlebnis in direktem Zusammenhang stehen, automatisch das Gefühl der Bedrohung hervorrufen. Oft sind diese Reize schwer als Auslöser für die Erinnerungen, Bilder usw. zu erkennen, da dieser Prozess automatisiert abläuft. Für den Betroffenen werden die damit verbundenen Symptome so erlebt, als ob sie aus „heiterem Himmel“ kommen. Deshalb ist es für die Behandlung wichtig, diese spezifischen Auslösereize zu identifizieren, um sie im Anschluss besser (als nicht mehr bedrohlich) einordnen zu können.

---

190 Vgl. Ehlers, A.: Posttraumatische Belastungsstörung. Göttingen, Bern, Toronto, Seattle, Band 8, 1999

Andererseits entsteht das Gefühl der Bedrohung dadurch, dass die Betroffenen die Welt nach einer traumatischen Erfahrung als bedrohlicher empfinden. Ein traumatisches Ereignis kann dazu führen, dass man auf reale Gefahren aufmerksam gemacht wird oder Gefahren überschätzt werden. Letztendlich hat sich die Umwelt aber nicht verändert und ist auch nicht gefährlicher geworden, als sie vorher war. Dieser Aspekt spielt auch in der Behandlung eine Rolle, indem daran gearbeitet wird, diese Überschätzung von Bedrohung auf ein realistisches Maß zu reduzieren.

Körperliche Unruhe

Nach einem Trauma wird häufig über Unruhe, Nervosität, erhöhte Wachsamkeit oder körperliche Erregung berichtet. Darüber hinaus können Schlafstörungen, eine erhöhte Reizbarkeit, Schreckhaftigkeit oder ein Zittern auftreten. Aufgrund der Schlafstörungen können die Betroffenen zunehmend gereizter werden, was insbesondere nahestehende Menschen durch ggf. unbeherrschtes Verhalten der Betroffenen zu spüren bekommen. Ursache für diesen erhöhten Erregungszustand ist das Gefühl der Gefahr.

In gefährlichen Situationen reagiert der Mensch mit Kampf, Flucht oder Erstarrung. Der Körper schüttet Adrenalin aus, das er benötigt, um angemessen auf eine reale Gefahr reagieren zu können. Nach einem Trauma ist es möglich, dass der Körper weiter in dieser Alarmbereitschaft verbleibt, obgleich die reale Gefahr nicht mehr besteht. Das heißt, der Körper hat nicht registriert, dass die reale Bedrohung vorbei ist, und verbleibt in einer gewissen Anspannung. Sie kennen das vielleicht, wenn Autobremsen quietschen und sich der Pulsschlag erhöht, obwohl Sie eigentlich keiner Gefahr ausgesetzt waren. Diese Symptomatik verstärkt sich, wenn die Betroffenen sich in Situationen befinden, die in gewisser Weise einen Bezug zum erlebten Trauma haben (z. B. Menschenansammlungen, Geräusche, Fernsehsendungen).

Im Rahmen der Selbsthilfe wird zur Reduktion der Unruhe ggf. auf Beruhigungsmittel oder Alkohol zurückgegriffen. Das kann keine Dauerlösung sein, ganz im Gegenteil: Die Beschwerden können sich noch verstärken oder es tut sich sogar ein weiteres Problem auf.

Wiedererleben (Flashbacks)

Viele Betroffene berichten nach einem Trauma über das Wiedererleben einzelner Aspekte des Erlebnisses in Form von Bildern, Gerüchen oder Geräuschen sowie körperlichen Empfindungen (z. B. Hitze, Schmerz, Kälte). In diesem Zusammenhang können auch Albträume auftreten, was wiederum zu erheblichen Schlafstörungen mit den sich daraus ergebenden Folgen der Gereiztheit führt. Das Wiedererleben wird somit als unkontrollierbar erlebt. Um dieses Symptom zu bewältigen, versuchen die Betroffenen, diese Bilder zu verdrängen, was jedoch in der Regel nicht gelingt. Häufig verstärken sich stattdessen die unangenehmen Erinnerungen.

Ursächlich für das Wiedererleben ist, dass das Trauma im Gedächtnis in einzelnen Fragmenten abgespeichert ist und nicht – wie sonst für bestimmte Erlebnisse, z. B. eine Geburtstagsfeier, üblich – in seiner Gesamtheit. In der Therapie ist es deshalb wichtig, das Trauma in seinen einzelnen Aspekten durchzugehen, um es in seiner Gesamtheit zu erfassen und im Gedächtnis abzuspeichern.

Stimmungsschwankungen und Gefühllosigkeit

Bei Erinnerungen an das Trauma erleben sich viele Betroffene unwirklich und wie losgelöst von ihrer Umgebung oder betäuben sowohl ihre negativen als auch ihre positiven Gefühle. Das erscheint zunächst auch sinnvoll, um nicht von den eigenen Gefühlen überwältigt zu werden, führt aber langfristig zu einer Entfremdung von nahestehenden Personen. Oft fühlen sich die Betroffenen von ihrer Umwelt unverstanden. Weiterhin können Niedergeschlagenheit, Traurigkeit oder depressive Gefühle auftreten. Auch das Interesse an vielen Dingen und anderen Menschen kann verloren gehen. Nichts bereitet mehr Freude, früher bedeutsame Aktivitäten werden aufgegeben. All das kann auch Lebensüberdruss zur Folge haben, bis hin zum Wunsch, aus dem Leben scheiden zu wollen. In diesem Fall ist dringend therapeutische Hilfe nötig, um gemeinsam in der Therapie wieder einen Weg zurück ins Leben zu finden.

Vermeidung

Aufgrund des Gefühls der Bedrohung und den damit verbundenen unangenehmen körperlichen Symptomen werden Situationen, die an das Trauma erinnern, vermieden. Auch Erinnerungen oder Gedanken an die belastende Situation werden unterdrückt. Das Vermeidungsverhalten dient letztendlich dem Schutz vor Situationen, die den Betroffenen gefährlich erscheinen und mit negativen Erinnerungen oder körperlichen Symptomen verbunden sind.

Kurzfristig kann mit dieser Form der Bewältigung zwar eine Entlastung erreicht werden, langfristig kann jedoch nicht jede Situation, die mit dem Trauma in Verbindung steht, vermieden werden. Außerdem entsteht der Eindruck, die Kontrolle über die eigenen Gedanken und Gefühle zu verlieren. Weiterhin entwickeln sich durch die Vermeidung die Befürchtungen, von den eigenen Gefühlen überwältigt oder sogar „verrückt" zu werden.

Besonders problematisch bei dieser Strategie ist jedoch, dass die Betroffenen nicht erfahren können, dass ihre Befürchtungen unrealistisch sind und die Welt nicht so gefährlich ist, wie angenommen wird. Sogenannte korrigierende Erfahrungen fehlen. Ziel der Therapie ist es deshalb, schrittweise dieses Vermeidungsverhalten aufzugeben und daran zu arbeiten, wieder die Kontrolle über die eigenen Gedanken und körperlichen Symptome zu erlangen.

Kontrollverlust

In der traumatischen Situation haben viele Betroffene das Gefühl, die Situation nicht beeinflussen zu können und jegliche Kontrolle über ihre Gedanken, körperlichen Symptome oder die Situation verloren zu haben. Darüber hinaus treten immer wieder ungewollt und somit nicht kontrollierbare Erinnerungen an das Trauma auf, die durch bestimmte Schlüsselreize ausgelöst werden. Ein Verdrängen dieser Erinnerungen ist nicht zielführend und resultiert in der Regel in einem sich häufenden Auftreten, was wiederum das Gefühl des Kontrollverlustes verstärkt.

Hilfreich ist hier die Auseinandersetzung mit dem Trauma durch kontrollierte und dosierte Konfrontation mit dem traumatischen Erlebnis, um dieses verarbeiten zu können und das Gedächtnis an das Trauma so zu korrigieren, dass die unkontrollierten Erinnerungen immer seltener werden und nicht mehr so intensiv mit einer Vielzahl körperlicher Symptome auftreten.

Konzentrationsprobleme

Nach einem traumatischen Erlebnis kann es auch zu Konzentrationsstörungen kommen. Zudem können sich Betroffene häufig nicht daran erinnern, was um sie herum geschehen ist, was als sehr beunruhigend erlebt wird. Das führt zu den Befürchtungen, verrückt zu werden oder nichts mehr im Griff zu haben. Ursache für die Konzentrationsschwierigkeiten ist der Versuch des Gehirns, mit dem traumatischen Erlebnis umzugehen. Zur Verarbeitung des Traumas geht das Gehirn das Ereignis immer wieder durch und hat folglich weniger mentale Leistungen zur Konzentration auf andere Dinge zur Verfügung.

Auch hier gilt: Je besser die traumatische Erfahrung verarbeitet ist, umso geringer wird die Konzentrationsstörung. Somit ist dieses Symptom eher vorübergehend.

Schuld- und Schamgefühle

Auch einige Zeit nach dem traumatischen Erlebnis kann es vorkommen, dass Betroffene immer wieder über die Ereignisse und deren Verlauf nachdenken. Sie überlegen, wie sie die Dinge hätten beeinflussen können, oder machen sich Vorwürfe, dass sie hätten anders reagieren können. Aus der Nachbewertung der traumatischen Situation entstehen Schuld- und Schamgefühle.

Gelegentlich tragen andere Menschen wie Angehörige oder Freunde zu diesen Selbstvorwürfen bei, indem sie ggf. irrtümlich den Opfern von Gewalt eher die Schuld zuschreiben als den Tätern (z. B. „Warum musstest du auch in den Einsatz gehen?"). Teilweise verstehen andere Personen nicht, dass die Beschwerden normale Reaktionen auf eine abnormale Situation (Trauma) sind. Äußerungen von diesen, man solle sich „zusammenreißen", sind in diesem Zusammenhang keinesfalls hilfreich, sondern verstärken die Schuld- und Schamgefühle.

Darüber hinaus machen sich Betroffene Selbstvorwürfe, dass sie das Trauma noch nicht verarbeitet haben und sehen dies als Zeichen der eigenen Schwäche und Unzulänglichkeit an. Diese zusätzlichen Vorwürfe an die eigene Person verstärken die Symptomatik und können weitere Symptome wie ein Gefühl der Hilflosigkeit, depressive Verstimmungen oder ein geringes Selbstwertgefühl zur Folge haben.

Ärger

Der Ärger bezieht sich häufig auf diejenigen, die für das Trauma verantwortlich sind. Jedoch kann das Gefühl auch dadurch hervorgerufen werden, dass andere Situationen oder aber Personen an das Trauma erinnern. Das können nahestehende Angehörige sein, was ggf. zu plötzlichen Wutausbrüchen gegenüber diesen Personen führen kann.

Wie bereits dargestellt, tritt häufig auch längere Zeit nach einem erlebten Trauma ein Zustand erhöhter Erregung auf, weswegen die Betroffenen nicht mehr so gelassen wie früher reagieren können. Weiterhin können nahestehende Personen ein Gefühl der Abhängigkeit und Hilflosigkeit auslösen, die an das erlebte Trauma erinnern und ärgerlich machen. Andererseits kann der Ärger auch damit zusammenhängen, dass das Trauma erlebt wurde, andere ggf. besser weggekommen sind oder man eventuell nach dem Trauma nicht richtig behandelt wurde. Die Betroffenen erleben sich selbst als fremd, da sie mit diesem unbegründeten Ärger nicht umgehen können.

Eine häufige Reaktion auf ein Trauma ist Ärger, der wieder abklingt, wenn das Trauma verarbeitet ist. In der Behandlung werden deshalb Mechanismen zur Regulierung des Ärgers erarbeitet.

Negatives Selbst- und Weltbild

Ein erlebtes Trauma kann zu Selbstkritik und Selbstzweifel führen und damit auch zu einer Änderung des Selbstbildes. Viele erleben sich durch das Trauma als „völlig verändert", indem etwa kleinere Aufgaben unlösbar erscheinen, die vorher keine Probleme bereitet haben. Das Vertrauen in die eigenen Fähigkeiten geht verloren.

Auch das Weltbild sowie die Sichtweise über andere Menschen verändern sich in negativer Weise. So wird die Welt als gefährlich und nicht vorhersehbar angesehen. Gegenüber anderen Menschen baut sich ein hohes Misstrauen auf, insbesondere wenn ein Trauma durch Menschen verursacht wurde. Hatten Betroffene bereits vor einem traumatischen Erlebnis eine negative Sichtweise über sich selbst oder die Welt, fühlen sie sich durch das Trauma in ihrer Denkweise bestätigt. Über diesen Aspekt sollte in der Therapie gesprochen werden.

Vergangenheitserinnerungen

Letztendlich kann eine traumatische Erfahrung auch Erinnerungen an ähnliche Erlebnisse in der Vergangenheit, die bereits in Vergessenheit geraten waren, auslösen. So können ähnliche Reaktionen aus früheren Erfahrungen erinnert werden. Die Auslöser für diese Erinnerungen können entfernte Ähnlichkeiten mit der jetzigen Situation sein, was es erschweren kann, die Auslösereize zu identifizieren. Teilweise denken die Betroffenen, dass sie nie wieder froh werden oder ein normales Leben führen können. Diese Erinnerungen gilt es, in die Therapie mit einzubeziehen.

Schlussfolgerungen für die Behandlung

Um der Komplexität der Symptomatik der PTBS gerecht werden zu können, muss eine Behandlung auf verschiedenen Ebenen erfolgen. Die Behandlung läuft in drei Phasen: Zunächst ist eine Phase der Stabilisierung notwendig, um im zweiten Schritt eine Konfrontation mit dem traumatischen Erlebnis durchführen zu können. Als dritte Phase schließt sich die Integration an.

Phase 1: Stabilisierung

In dieser Phase steht der Aufbau einer tragfähigen und von Vertrauen geprägten therapeutischen Beziehung im Vordergrund. Weiterhin ist die Vermittlung von Informationen notwendig, um den Betroffenen Zuversicht und Verständnis für die verschiedenen Elemente der Behandlung zu vermitteln. Das Ziel der Stabilisierungsphase besteht darin, die verschiedenen Reaktionen auf das Trauma zu verstehen, wieder Vertrauen und Sicherheit zu gewinnen, Distanzierungsstrategien zu entwickeln, ggf. selbstschädigendes Verhalten abzubauen und Alternativen zur Spannungsregulation zu erarbeiten.

Phase 2: Konfrontation

Diese Phase dient der weiteren Bearbeitung des Traumas. Hierbei werden die Betroffenen mithilfe verschiedener Konfrontationstechniken im Rahmen der Therapie mit der traumatischen Situation konfrontiert. Diese Maßnahmen können jedoch nur unter kontrollierten Bedingungen mit Unterstützung und Begleitung des Therapeuten geschehen, um eine Integration in das eigene Leben sowie eine Bearbeitung der einzelnen traumatischen Inhalte zu ermöglichen. Hierbei werden auch negative Gefühle sowie unangemessene Überzeugungen und Bewertungen mit einbezogen und hilfreiche Alternativen erarbeitet.

Phase 3: Integration

Die Ziele dieser dritten und letzten Phase liegen im Akzeptieren des Geschehenen, der Verhinderung weiterer Folgen, der Förderung der sozialen Unterstützung sowie der beruflichen und sozialen Reintegration.

ICD-10[191]

F43.1 Posttraumatische Belastungsstörung

Diese entsteht als eine verzögerte oder protrahierte Reaktion auf ein belastendes Ereignis oder eine Situation außergewöhnlicher Bedrohung oder katastrophenartigen Ausmaßes (kurz oder langanhaltend), die bei fast jedem eine tiefe Verzweiflung hervorrufen würde. Hierzu gehören eine durch Naturereignisse oder von Menschen verursachte Katastrophe, eine Kampfhandlung, ein schwerer Unfall oder Zeuge des gewaltsamen Todes anderer oder selbst Opfer von Folterung, Terrorismus, Vergewaltigung oder anderen Verbrechen zu sein. Prämorbide Persönlichkeitsfaktoren wie bestimmte Persönlichkeitszüge (z. B. zwanghafte oder asthenische) oder neurotische Erkrankungen in der Vorgeschichte können die Schwelle für die Entwicklung dieses Syndroms senken und seinen Verlauf verstärken. Die letztgenannten Faktoren sind aber weder nötig noch ausreichend, um das Auftreten der Störung zu erklären.

Typische Merkmale sind das wiederholte Erleben des Traumas in sich aufdrängenden Erinnerungen (Nachhallerinnerungen, Flashbacks), oder in Träumen, vor dem Hintergrund eines andauernden Gefühls von Betäubtsein und emotionaler Stumpfheit, Gleichgültigkeit gegenüber anderen Menschen, Teilnahmslosigkeit der Umgebung gegenüber, Anhedonie sowie Vermeidung von Aktivitäten und Situationen, die Erinnerungen an das Trauma wachrufen können. Üblicherweise findet sich Furcht vor und Vermeidung von Stichworten, die den Leidenden an das ursprüngliche Trauma erinnern könnten. Selten kommt es zu dramatischen akuten Ausbrüchen von Angst, Panik oder Aggressionen, ausgelöst durch ein plötzliches Erinnern und intensives Wiedererleben des Traumas oder der ursprünglichen Reaktion darauf. Gewöhnlich tritt ein Zustand vegetativer Übererregbarkeit mit Vigilanzsteigerung, einer übermäßigen Schreckhaftigkeit und Schlaflosigkeit auf. Angst und Depression sind häufig mit den genannten Symptomen und Merkmalen assoziiert, Suizidgedanken sind nicht selten. Drogeneinnahme oder übermäßiger Alkoholkonsum können als komplizierende Faktoren hinzukommen. Die Störung folgt dem Trauma mit einer Latenz, die Wochen bis Monate dauern kann (doch selten mehr als sechs Monate nach dem Trauma). Der Verlauf ist wechselhaft, in der Mehrzahl der Fälle

191 Dilling, H. et al., ICD-10

kann jedoch eine Heilung erwartet werden. Bei wenigen Patienten nimmt die Störung über viele Jahre einen chronischen Verlauf und geht dann in eine dauernde Persönlichkeitsänderung über (siehe F62.0).

Diagnostische Leitlinien

Diese Störung soll nur dann diagnostiziert werden, wenn sie innerhalb von sechs Monaten nach einem traumatischen Ereignis von außergewöhnlicher Schwere aufgetreten ist. Eine „wahrscheinliche" Diagnose kann auch dann gestellt werden, wenn der Abstand zwischen dem Ereignis und dem Beginn der Störung mehr als sechs Monate beträgt, vorausgesetzt, die klinischen Merkmale sind typisch, und es kann keine andere Diagnose (wie Angst- oder Zwangsstörung oder depressive Episode) gestellt werden. Zusätzlich zu dem Trauma muss eine wiederholte unausweichliche Erinnerung oder Wiederinszenierung des Ereignisses in Gedächtnis, Tagträumen oder Träumen auftreten. Ein deutlicher emotionaler Rückzug, Gefühlsabstumpfung, Vermeidung von Reizen, die eine Wiedererinnerung an das Trauma hervorrufen könnten, sind häufig zu beobachten, aber für die Diagnose nicht wesentlich. Die vegetativen Störungen, die Beeinträchtigung der Stimmung und das abnorme Verhalten tragen sämtlich zur Diagnose bei, sind aber nicht von erstrangiger Bedeutung.

Späte, chronifizierte Folgen extremer Belastung, das heißt solche, die noch Jahrzehnte nach der belastenden Erfahrung bestehen, sind unter F62.0 (andauernde Persönlichkeitsänderung nach Extrembelastung) zu klassifizieren.

Dazugehörige Begriffe:

- Fremdneurose
- traumatische Neurose

F43.0 Akute Belastungsreaktion

Darunter versteht man eine vorübergehende Störung von beträchtlichem Schweregrad, die sich bei einem psychisch nicht manifest gestörten Menschen als Reaktion auf eine außergewöhnliche körperliche oder seelische Belastung entwickelt und im Allgemeinen innerhalb von Stunden oder Tagen abklingt. Das auslösende Ereignis kann ein überwältigendes traumatisches Erlebnis mit einer ernsthaften Bedrohung für die Sicherheit oder körperliche Unversehrtheit des Patienten oder einer geliebten Person (Personen) sein (z. B. Naturkatastrophe, Unfall, Krieg, Verbrechen, Vergewaltigung) oder eine ungewöhnlich plötzliche und bedrohliche Veränderung der sozialen Stellung und/oder des Beziehungsnetzes des Betroffenen, wie etwa Verlust durch mehrere Todesfälle, einen Brand o.Ä. Das Risiko, diese Störung zu entwickeln, ist bei gleichzeitiger körperlicher Erschöpfung, oder wenn organische Beeinträchtigungen z.B. bei Älteren vorliegen, erhöht. Die individuelle Vulnerabilität und die zur Verfügung stehenden Bewältigungsmechanismen (Coping-Strategien) spielen beim Auftreten und beim Schweregrad der akuten Belastungsreaktion eine Rolle. Dies wird daran deutlich, dass nicht alle Personen, die eine außergewöhnliche Belastung erleben, auch eine Störung entwickeln. Die Symptome sind sehr verschieden, doch typischerweise beginnen sie mit einer Art von „Betäubung", einer gewissen Bewusstseinseinengung und eingeschränkten Aufmerksamkeit, einer Unfähigkeit, Reize zu verarbeiten und Desorientiertheit. Diesem Zustand kann ein weiteres Sich-Zurückziehen aus der aktuellen Situation folgen (bis hin zu dissoziativem Stupor, siehe F44.2) oder aber ein Unruhezustand und Überaktivität wie Fluchtreaktion oder Fugue. Meist treten vegetative Zeichen panischer Angst wie Tachykardie, Schwitzen und Erröten auf. Die Symptome erscheinen im Allgemeinen innerhalb von Minuten nach dem belastenden Ereignis und gehen innerhalb von zwei oder drei Tagen, oft auch Stunden, zurück. Es kann eine teilweise oder vollständige Amnesie (siehe F44.0) für die Episode vorliegen.

Diagnostische Leitlinien:

1. Es muss ein unmittelbarer und klarer zeitlicher Zusammenhang zwischen einer ungewöhnlichen Belastung und dem Beginn der Symptome vorliegen. Die Reaktion beginnt innerhalb weniger Minuten, wenn nicht sofort.

2. Es tritt ein gemischtes und gewöhnlich wechselndes Bild auf; nach dem anfänglichen Zustand von „Betäubung" werden Depression, Angst, Ärger, Verzweiflung, Überaktivität und Rückzug beobachtet. Kein Symptom ist längere Zeit vorherrschend.

Die Symptome sind rasch rückläufig, längstens innerhalb von wenigen Stunden, wenn eine Entfernung aus der belastenden Umgebung möglich ist. In den Fällen, in denen die Belastung weiter besteht, oder in denen sie naturgemäß nicht reversibel ist, beginnen die Symptome in der Regel nach 24 bis 48 Stunden abzuklingen und sind gewöhnlich nach drei Tagen nur noch minimal vorhanden.

Die Diagnose soll nicht zur Beschreibung einer plötzlichen Verschlechterung der Symptomatik von bereits bestehenden Symptomen verwendet werden, welche die Kriterien anderer psychischer Störungen erfüllen, außer solchen aus dem Kapitel F60 (Persönlichkeitsstörungen). Eine Vorgeschichte mit früheren psychiatrischen Erkrankungen spricht jedoch nicht gegen diese Diagnose.

Dazugehörige Begriffe:

- akute Krisenreaktion
- Kriegsneurose (combat fatigue)
- Krisenzustand
- psychischer Schock[192]

8

DSM-IV[193]

309.81 (F43.1) Posttraumatische Belastungsstörung

A) Die Person wurde mit einem traumatischen Ereignis konfrontiert, bei dem die beiden folgenden Kriterien vorhanden waren:

(1) Die Person erlebte, beobachtete oder war mit einem oder mehreren Ereignissen konfrontiert, die den tatsächlichen oder drohenden Tod oder ernsthafte Verletzung oder eine Gefahr der körperlichen Unversehrtheit der eigenen Person oder anderer Personen beinhalteten.

(2) Die Reaktion der Person umfasste intensive Furcht, Hilflosigkeit oder Entsetzen. Beachte: Bei Kindern kann sich dies auch durch aufgelöstes oder agitiertes Verhalten äußern.

192 Dilling, H. et al., ICD-10

193 Vgl. Sass, H./Wittchen, H.-U./Zaudic, M. (Hrsg.), 1996

B) Das traumatische Ereignis wird beharrlich auf mindestens eine der folgenden Weisen wiedererlebt:

(1) Wiederkehrende und eindringende belastende Erinnerungen an das Ereignis, die Bilder, Gedanken oder Wahrnehmungen umfassen können. Beachte: Bei jüngeren Kindern können Spiele auftreten, in denen wiederholt Themen oder Aspekte des Traumas ausgedrückt werden.

(2) Wiederkehrende, belastende Träume von dem Ereignis. Beachte: Bei Kindern können stark beängstigende Träume ohne wiedererkennbaren Inhalt auftreten.

(3) Handeln und Fühlen, als ob das traumatische Ereignis wiederkehrt (beinhaltet das Gefühl, das Ereignis wiederzuerleben, Illusionen, Halluzinationen und dissoziative Flashback-Episoden, einschließlich solcher, die beim Aufwachen oder bei Intoxikationen auftreten). Beachte: Bei jüngeren Kindern kann eine trauma-spezifische Neuinszenierung auftreten.

(4) Intensive psychische Belastung bei der Konfrontation mit internalen oder externalen Hinweisreizen, die einen Aspekt des traumatischen Ereignisses symbolisieren oder an Aspekte desselben erinnern.

(5) Körperliche Reaktionen bei der Konfrontation mit internalen oder externalen Hinweisreizen, die einen Aspekt des traumatischen Erlebnisses symbolisieren oder an Aspekte desselben erinnern.

C) Anhaltende Vermeidung von Reizen, die mit dem Trauma verbunden sind, oder eine Abflachung der allgemeinen Reagibilität (vor dem Trauma nicht vorhanden). Mindestens drei der folgenden Symptome liegen vor:

(1) bewusstes Vermeiden von Gedanken, Gefühlen oder Gesprächen, die mit dem Trauma in Verbindung stehen

(2) bewusstes Vermeiden von Aktivitäten, Orten oder Menschen, die mit dem Trauma in Verbindung stehen

(3) Unfähigkeit, einen wichtigen Aspekt des Traumas zu erinnern

(4) deutlich vermindertes Interesse oder verminderte Teilnahme an wichtigen Aktivitäten

(5) Gefühl der Losgelöstheit oder Entfremdung von anderen

(6) eingeschränkte Bandbreite des Affekts (z. B. Unfähigkeit, zärtliche Gefühle zu empfinden)

(7) Gefühl einer eingeschränkten Zukunft (z. B. erwartet nicht, Karriere, Ehe, Kinder oder normal langes Leben zu haben)

D) Anhaltende Symptome erhöhten Arousals (vor dem Trauma nicht vorhanden). Mindestens zwei der folgenden Symptome liegen vor:

(1) Schwierigkeiten, ein- oder durchzuschlafen

(2) Reizbarkeit oder Wutausbrüche

(3) Konzentrationsschwierigkeiten

(4) übermäßige Wachsamkeit (Hypervigilanz)

(5) übertriebene Schreckreaktion

E) Das Störungsbild (Symptome unter Kriterium B, C und D) dauert länger als einen Monat an.

F) Das Störungsbild verursacht in klinisch bedeutsamer Weise Leiden oder Beeinträchtigungen in sozialen, beruflichen oder anderen wichtigen Funktionsbereichen.

Bestimme, ob:

- Akut: Wenn die Symptome weniger als drei Monate andauern.
- Chronisch: Wenn Symptome mehr als drei Monate andauern.

Bestimme, ob: Mit verzögertem Beginn: Wenn der Beginn der Symptome mindestens sechs Monate nach dem Belastungsfaktor liegt.

Übungen zur Veränderung des Traumagedächtnisses

(siehe Kapitel 6, Das Traumagedächtnis in der Therapie)

1. Das Trauma hat in der Vergangenheit stattgefunden!

Wann haben Sie das Trauma erlebt und welche Beweise gibt es, dass es vorbei ist?

2. Woran erkennen Sie, dass die traumatische Situation vorbei ist? Vergleichen Sie hierfür Ihre damalige und heutige Situation!

Vergangenheit	Gegenwart

8

ABC-Modell

(siehe Kapitel 6, Das ABC-Modell)

Mithilfe der Tabelle können Sie Ihre eigenen Bewertungen sowie die damit verbundenen Gefühle und Verhaltensmuster identifizieren.

A – Ausgangssituation (Was geschieht in der Situation?)	**B** – Bewertung (Was geht mir durch den Kopf, was denke ich über A?)	**C** – Konsequenzen (Gefühl) (Welches Gefühl nehme ich wie stark auf einer Skala von 0 bis 10 wahr?)	**C** – Konsequenzen (Verhalten) (Was mache ich bzw. wie verhalte ich mich in der Situation?)
Beispiel: Filmszene, in der ein Auto auf Passanten zufährt. Es kommt zu Unruhe, Herzrasen, Luftnot, Schweißausbruch usw.	Es passiert gleich ein Unglück. Ich muss den Anschlag verhindern. Ich bin in Gefahr.	Angst (8) Hilflosigkeit (8) hohe Anspannung (9)	Abschalten des Films oder Verlassen des Raumes

Rechtliche Grundlagen

Bei PTBS-Fällen in der Bundeswehr sind die rechtlichen Grundlagen im Wesentlichen das Einsatzversorgungsgesetz (EinsatzVG), das Einsatzversorgungsverbesserungsgesetz (EinsatzVVerbG, das Einsatzweiterverwendungsgesetz (EinsatzWVG) sowie die Verordnung über die Vermutung der Verursachung einer psychischen Störung durch den Einsatzunfall (Einsatzunfallverordnung – EinsatzUV).

Mit dem Einsatzversorgungsgesetz und dem Einsatzversorgungsverbesserungsgesetz werden Versorgungsleistungen verbessert und gleichzeitig eine Entbürokratisierung vorgenommen. Voraussetzung für eine Anerkennung ist stets der Einsatzunfall. Die Erkrankung muss ferner ihren Beginn in einer besonderen Auslandsverwendung haben.

Nach alter Rechtslage war der Soldat gezwungen die Kausalität einer einsatzbedingten Schädigung, hier z. B. einer PTBS, nachzuweisen. Dies stellte sich für den Einzelfall als schwierig heraus und führte zu einer Vielzahl von gerichtlichen Auseinandersetzungen. Neu eingefügt wurde nunmehr der § 63c Abs. 2a Soldatenversorgungsgesetz (SVG). Danach kann das Bundesministerium der Verteidigung, im Einvernehmen mit dem Bundesministerium für Gesundheit und dem Bundesministerium für Arbeit und Soziales, unter Beachtung des Stands der Erkenntnisse der medizinischen Wissenschaft durch Rechtsverordnung bestimmen, unter welchen Voraussetzungen vermutet wird, dass eine Posttraumatische Belastungsstörung oder eine andere in der Rechtsverordnung zu bezeichnende psychische Störung durch einen Einsatzunfall verursacht worden ist. Es kann bestimmen, dass die Verursachung durch einen Einsatzunfall nur dann vermutet wird, wenn der Soldat an einem Einsatz bewaffneter Streitkräfte im Ausland teilgenommen hat und dabei von einem bewaffneten Konflikt betroffen war oder an einem solchen Konflikt teilgenommen hat.

Die Verordnung über die Vermutung der Verursachung einer psychischen Störung durch den Einsatzunfall (Einsatzunfallverordnung) trat am 24.09.2012 in Kraft. Sie enthält die in dem Soldatenversorgungsgesetz benannte Vermutungsregel. Diese bedeutet, dass eine psychische Erkrankung als einsatzbedingt vermutet werden kann. Der Soldat erhält in einem Wehrdienstbeschädigungsverfahren somit erstmals die Möglichkeit, dass die psychische Erkrankung nicht mehr durch ihn nachzuweisen ist.

Hinsichtlich des Anspruchs wird zwischen den statusabhängigen Leistungen für Berufssoldaten und statusunabhängigen Leistungen für Soldaten auf Zeit (SaZ), Freiwilligen zusätzlichen Wehrdienst Leistende (FWDL) und Reservisten unterschieden. Ferner besteht die Möglichkeit einer statusunabhängigen einmaligen Entschädigung, wenn der Grad der Schädigung 50 Prozent oder mehr beträgt.

Die Einsatzversorgung ist im Abschnitt VI des Soldatenversorgungsgesetzes (Versorgung bei besonderen Auslandsverwendungen) geregelt, vgl. §§ 63c ff. SVG.

Sie umfasst:

- die Hinterbliebenenversorgung (§§ 42a und 43 SVG)
- den Schadensausgleich in besonderen Fällen (§ 63b SVG)
- das Unfallruhegehalt (§ 63d SVG)
- die einmalige Entschädigung (§ 63e SVG)
- die Ausgleichszahlung für bestimmte Statusgruppen (§ 63f SVG)

Hiervon abzugrenzen ist die Beschädigtenversorgung nach dem Dritten Teil des Soldatengesetzes (Wehrdienstbeschädigungen). Ansprüche der Einsatzversorgung und der Beschädigtenversorgung für Gesundheitsstörungen als Folge einer Wehrdienstbeschädigung werden nebeneinander gewährt. Mit dem Einsatzversorgungs- und Einsatzversorgungsverbesserungsgesetz sollen alle Nachteile, die in Zusammenhang mit der Schädigung stehen, bestmöglich kompensiert werden.

Der zukünftigen Weiterverwendung von besonders geschädigten Soldaten wurde darüber hinaus mit dem Einsatzweiterverwendungsgesetz Rechnung getragen. Danach besteht für geschädigte Soldaten mit einem Schädigungsgrad von mindestens 30 Prozent die Möglichkeit der Übernahme als Berufssoldat in einem für ihn geeigneten Bereich.

Wichtige Adressen

In Deutschland gibt es eine Vielzahl von Beratungsstellen und Internetauftritten für Traumatisierte. Die Auflistung kann deshalb nur eine Auswahl darstellen und erhebt keinen Anspruch auf Vollständigkeit.

Bundeswehr

- Internetseite: www.bundeswehr.de/portal/a/bwde
- PTBS-Hotline: 0800/5 88 79 57
- PTBS-Hilfe mit Onlinetest: www.ptbs-hilfe.de

Im Netzwerk der Hilfe engagieren sich Organisationen, um Soldaten oder Familien bei Schwierigkeiten zu helfen. Hier wird die Fürsorge und Betreuung der Bundeswehr u. a. sozial, finanziell oder menschlich unterstützt.

Das Netzwerk der Hilfe arbeitet mit dem Sozialdienst der Bundeswehr und der Militärseelsorge zusammen.

Die folgenden Organisationen leisten Hilfe im „Netzwerk der Hilfe":

- Soldatenhilfswerk der Bundeswehr e. V., Bonn
- Bundeswehr-Sozialwerk e. V., Bonn
- Deutscher Bundeswehrverband e. V., Bonn
- EAS: Evangelische Arbeitsgemeinschaft für Soldatenbetreuung e. V., Berlin
- KAS: Katholische Arbeitsgemeinschaft für Soldatenbetreuung e. V., Bonn
- Soldatenfamilien-Netzwerk, Florida
- Frau-zu-Frau online, Idar-Oberstein
- Krisenkompass, Berlin
- Angriff auf die Seele, Berlin
- Soldatenselbsthilfe gegen Sucht e. V., Hörstel

Weitere Organisationen/Initiativen, die u. a. die Hilfe unterstützen:

- Bund jüdischer Soldaten, Berlin
- Aktion Cash e. V., Bonn
- Deutsche Kriegsopferfürsorge, Berlin
- Bund Deutscher Veteranen e. V., Berlin

- du-bist-nicht-allein.net
- Eisblume, Berlin
- Gelbes Netzwerk, Oldenburg
- Jenny-Böken-Stiftung, Geilenkirchen
- Karl-Theodor-Molinari-Stiftung, Berlin
- Lachen Helfen, Berlin
- Oberst Schöttler Versehrten-Stiftung
- Solidarität mit unseren Soldaten und ihren Familien, Isny im Allgäu
- Soldatentumor- und Unfallhilfe e. V., Ulm
- Support German Troops e. V., Bonn
- TraumAlos e. V., Darmstadt
- Verband der Reservisten der Bundeswehr, Bonn
- Volksbund Deutsche Kriegsgräberfürsorge e.V., Kassel
- von Rohdich'scher Legatenfonds, Köln[194]

Polizei

http://www.polizei.hessen.de → im Suchfeld „Trauma" eingeben.

Feuerwehr

http://www.feuerwehr-nuenchritz.de/ptbs.htm

THW

http://www.thw.de/SharedDocs/Standardartikel/THW-LV-SNTH/DE/Startseite/ImFokus/ENT.html

Rettungsdienste

http://www.rettungsdienst-interaktiv.de/9.php

---

194 Quelle: www.bundeswehr.de → Soziales → Netzwerk der Hilfe

Glossar

AAS	Allgemeines Anpassungssyndrom
ACTH	Adrenocorticotropin (auch Adrenocorticotropes Hormon = ACTH) ist ein Peptidhormon. Es wird in der Hypophyse gebildet und bei verschiedenen Formen von Stress vermehrt ausgeschüttet. Mögliche Stressoren sind: Arbeit, Verletzungen, Krankheiten, Operationen, Emotionen, Depressionen, physische und psychische Belastungen
Adrenalin	Adrenalin (A) (auch Epinephrin (INN) genannt) ist ein im Nebennierenmark gebildetes und in Stresssituationen ins Blut ausgeschüttetes Hormon. Als Stresshormon vermittelt Adrenalin eine Steigerung der Herzfrequenz, einen Anstieg des Blutdrucks, eine Erweiterung der Bronchiolen, eine schnelle Bereitstellung von Energiereserven durch Fettabbau sowie die Freisetzung von Glucose. Es reguliert die Durchblutung (Zentralisierung) und die Magen-Darm-Tätigkeit (Hemmung).
Affektive Störungen	Gruppe von psychischen Störungen, die vor allem durch eine Veränderung der Stimmungslage gekennzeichnet sind. Der Affekt kann in Richtung Depression gedrückt oder in Richtung Manie gesteigert sein.
Agoraphobie	Als Agoraphobie bezeichnet man eine Angst bzw. ein starkes Unwohlsein an bestimmten Orten, die aus diesem Grunde gemieden werden.
Akute Belastungsreaktion (ABR)	Die ABR ist die Folge einer extremen psychischen Belastung, für die Betroffene keine geeignete Bewältigungsstrategie besitzen. Im Allgemeinen ist diese Krisensituation mit der Konfrontation mit körperlicher oder seelischer Gewalt gegen sich selbst oder andere oder einer Verlustsituation verbunden.
Allostase	Anpassungsleistungen eines Organismus, die erforderlich sind, um die Lebensfunktionen aufrechtzuerhalten, d. h., je älter etwa ein Mensch wird, je mehr belastende Herausforderungen jemand bereits bestanden hat und je schlechter die Stressregulations- und Regenerationsfähigkeiten sind, desto größer wird die allostatische Last.

Allostatische Last	Die allostatische Last ist ein Maß dafür, wie stark das Gleichgewicht des Körpers gestört ist, vor allem durch wiederholten und chronischen Stress.
AMB	Advanced Medical Battalion (vorgeschobenes Sanitätsbataillon)
Amygdala	Die Amygdala, aufgrund ihrer Form auch als Mandelkern bezeichnet, ist ein Kerngebiet des Gehirns, tritt paarig auf und ist Teil des Limbischen Systems. Die Amygdala ist wesentlich an der Entstehung der Angst beteiligt und spielt allgemein eine wichtige Rolle bei der emotionalen Bewertung und Wiedererkennung von Situationen sowie der Analyse möglicher Gefahren. Sie verarbeitet externe Impulse und leitet die vegetativen Reaktionen dazu ein. Eine Zerstörung beider Amygdalae führt zum Verlust von Furcht- und Aggressionsempfinden und so zum Zusammenbruch der mitunter lebenswichtigen Warn- und Abwehrreaktionen.
Analgesie	Das Ausschalten von Schmerzen als Schmerztherapie. Dieses kann entweder durch Verringerung oder Unterbrechung der Erregungsleitung oder durch Gabe von Medikamenten geschehen.
Anhedonie	Die Unfähigkeit, Freude und Lust zu empfinden
Antidepressivum (Pl. Antidepressiva)	Antidepressiva sind Psychopharmaka, die hauptsächlich gegen Depressionen, aber auch bei anderen psychischen Störungen eingesetzt werden.
Antizipation	Vorwegnahme eines erst später zu erwartenden Ereignisses
Asthenisch	Schwach, kraftlos, matt
AT	Autogenes Training ist eine Methode der Selbstbeeinflussung, der Autosuggestion. Dabei wird das Ziel verfolgt, sich selbst in einen Zustand der Entspannung zu versetzen. Man unterscheidet in Grund- und Oberstufe.
Autoimmunkrankheit	Krankheiten, deren Ursache eine überschießende Reaktion des Immunsystems gegen körpereigenes Gewebe ist. Irrtümlicherweise erkennt das Immun-

	system körpereigenes Gewebe als zu bekämpfenden Fremdkörper. Dadurch kommt es zu schweren Entzündungsreaktionen, die zu Schäden an den betroffenen Organen führen.
Aversion, aversiv	Aversion bezeichnet die Neigung eines Organismus, auf bestimmte Reize mit Unlust zu reagieren.
Behaviorismus	Sozialpsychologische Forschungsrichtung, die sich mit den beobachtbaren Gesetzmäßigkeiten des Verhaltens befasst und eine möglichst objektive Erfassung der Eigenschaften und Merkmale des Menschen und der höheren Tiere unter Ablehnung nicht objektiv messbarer Kategorien wie Denken, Fühlen oder Wollen anstrebt.
Benzodiazepin	Benzodiazepine finden in der Medizin Verwendung als angstlösende, zentral muskelrelaxierende, sedierend und hypnotisch (schlaffördernd) wirkende Arzneistoffe, sog. Tranquilizer. Alle Benzodiazepine binden an GABA-Rezeptoren, die wichtigsten inhibitorischen Rezeptoren im zentralen Nervensystem. Bei missbräuchlichem Gebrauch besteht ein großes Abhängigkeitsrisiko.
Betablocker, β-Blocker	Eine Reihe ähnlich wirkender Arzneistoffe, die im Körper-Adrenozeptoren blockieren und so die Wirkung des „Stresshormons" Adrenalin und des Neurotransmitters Noradrenalin hemmen. Die wichtigsten Wirkungen von Betablockern sind die Senkung der Ruheherzfrequenz und des Blutdrucks, weshalb sie bei der medikamentösen Therapie vieler Krankheiten, insbesondere von Bluthochdruck und Koronarer Herzkrankheit, eingesetzt werden.
Biofeedback	Eine Methode, bei der Veränderungen von Zustandsgrößen biologischer Vorgänge, die der unmittelbaren Sinneswahrnehmung nicht zugänglich sind, mit technischen (oft elektronischen) Hilfsmitteln beobachtbar, d. h. dem eigenen Bewusstsein zugänglich gemacht werden. Biofeedback weist eine inhaltliche Nähe zu verhaltenstherapeutischen und lerntheoretischen Ansätzen auf.

BVG (Bundesversorgungsgesetz)	Das Gesetz über die Versorgung der Opfer des Krieges (Bundesversorgungsgesetz – BVG) regelt in Deutschland die staatliche Versorgung von Kriegsopfern und Personenschäden, die sich aus den Folgen des Zweiten Weltkrieges ergeben. Das Gesetz gilt als besonderer Bestandteil des Sozialgesetzbuches und soll langfristig dort eingeordnet werden.
Cannabis	Ein Sammelbegriff für Rauschmittel, die aus Hanfsorten der Gattung Cannabis gewonnen werden. Die getrockneten, meist zerkleinerten harzhaltigen Blütentrauben und blütennahen, kleinen Blätter der weiblichen Pflanze werden Marihuana genannt. Das extrahierte Harz wird auch zu Haschisch oder Haschischöl weiterverarbeitet. In der Bundesrepublik Deutschland ist Cannabis die am häufigsten konsumierte illegale Droge. Hauptsächlich psychoaktiv ist das Cannabinoid Tetrahydrocannabinol (THC).
CFRU	Combat Fitness Readiness Unit
Chronobiologie	Die Chronobiologie untersucht die zeitliche Organisation in Physiologie und Verhalten von Organismen. In dieser Organisation spielen Rhythmen, häufig von endogenen (inneren) biologischen Zeitgebern (Uhrsystemen) verursacht, eine große Rolle.
CIDS	Crititical Incident Stress Debriefing
Coping (Bewältigungsstrategie, Copingstrategie)	Coping bezeichnet die Art des Umgangs mit einem als bedeutsam und schwierig empfundenen Lebensereignis oder einer Lebensphase.
COR-Theory	Conservation of Resources Theory – Theorie der Ressourcenerhaltung
Cortisol	Das Stresshormon Cortisol steuert in Belastungssituationen verschiedene Stoffwechselvorgänge und stärkt die Wundheilung. Langfristig schwächen große Mengen Cortisol im Blut jedoch das Immunsystem und erhöhen das Risiko, an einer Depression zu erkranken.
Cortison	Cortison ist die durch Oxidation inaktivierte Form des Glucocorticoids Cortisol, das im Kohlenhydrathaushalt, dem Fettstoffwechsel und dem Protein-

	umsatz Bedeutung besitzt. Umgangssprachlich werden Medikamente mit Cortisolwirkung häufig fälschlicherweise als „Cortison“ bezeichnet.
CR	→ konditionierte Reaktion (engl. conditioned reaction)
CRH (CRF)	Das Corticotropin-releasing Hormon (CRH) bzw. der Corticotropin Releasing Factor (CRF) wird im Hypothalamus gebildet. Es stimuliert die Ausschüttung von ACTH (Adrenocorticotropes Hormon) und den Sympathikus.
CS	→ konditionierter Stimulus (engl. conditioned stimulus)
CSR	Combat Stress Reaction
Depersonalisation	Depersonalisation oder Depersonalisierung bezeichnet den Verlust bzw. die Veränderung des ursprünglichen, natürlichen Persönlichkeitsgefühls. Im speziellen Sinne versteht man unter Depersonalisation eine bestimmte Form von psychischer Störung, bei der die Betroffenen ihre eigene Person (d. h. ihren Körper, ihre Persönlichkeit, ihre Wahrnehmung, ihre Erinnerung, ihr Denken, Fühlen, Sprechen oder Handeln) und/oder Personen und Objekte innerhalb ihrer Umwelt als verändert, fremd, nicht zu-sich-gehörig, leblos, fern oder unwirklich erleben.
Derealisation	Entfremdungserlebnisse gegenüber der Umwelt
Dissoziation	Die Trennung von Wahrnehmungs- und Gedächtnisinhalten, welche normalerweise assoziiert (verknüpft) sind. Hierdurch können die integrative Funktion des Bewusstseins, des Gedächtnisses, der Wahrnehmung und der Identität beeinträchtigt werden.
Drogen	Stark wirksame psychotrope Substanzen und Zubereitungen. Allgemein weisen Drogen eine bewusstseins- und wahrnehmungsverändernde Wirkung auf. Traditionell als Genussmittel verwendete oder als Medikament eingestufte Drogen werden in der öffentlichen Wahrnehmung oft nicht als solche betrachtet, obwohl in geeigneter Dosierung und Einnahmeform ebenfalls Rausch- oder erheblich veränderte Bewusstseinszustände auftreten können.

DSM	Das Diagnostic and Statistical Manual of Mental Disorders (Diagnostisches und Statistisches Handbuch Psychischer Störungen) ist ein Klassifikationssystem der American Psychiatric Association (Amerikanische Psychiatrische Vereinigung), die es erstmals 1952 in den USA herausgegeben hat. Seither erscheinen auch Ausgaben in anderen Ländern. DSM-III-R ist die dritte revidierte Ausgabe, DSM-IV die vierte Ausgabe. Aktuell liegt die fünfte Auflage DSM-V vor, die im Mai 2013 veröffentlicht wurde.
Dysfunktional	Mit fehlender oder mangelhafter Funktion
EMD	Eye Movement Desensitization (dt. Augenbewegungs-Desensibilisierung)
EMDR	Eye Movement Desensitization and Reprocessing (dt. Augenbewegungs-Desensibilisierung und Wiederaufarbeitung) ist eine von Francine Shapiro in den USA entwickelte psychotraumatologische Behandlungsmethode für traumatisierte Personen.
Endorphine	Endorphin ist eine Kombination aus „endogen" und „Morphin", das heißt, ein vom Körper selbst produziertes Opioid. Endorphine sind körpereigene Opioidpeptide, die in der Hypophyse und im Hypothalamus von Wirbeltieren produziert werden.
Evolution	Evolution ist die Veränderung der vererbbaren Merkmale einer Population von Lebewesen von Generation zu Generation. Durch Mutationen entstehen unterschiedliche Varianten (Allele) dieser Gene, die veränderte oder neue Merkmale verursachen können. Die Theorie der Evolution durch natürliche Selektion wurde erstmals ausführlich von Charles Darwin in seinem 1859 erschienenen Buch *The Origin of Species* dargestellt. In den 1930er-Jahren wurde die von Darwin herausgestellte natürliche Selektion mit den mendelschen Regeln zur Vererbung verbunden.
EUFOR	EUFOR (engl. European Union Force) bezeichnet zeitlich befristete multinationale Militärverbände der Europäischen Union, die im Rahmen der Gemeinsamen Sicherheits- und Verteidigungspolitik (GSVP) eingesetzt werden.

Flashback	Ein Flashback (sinngemäß übersetzt Wiedererleben oder Nachhallerinnerung) ist ein psychologisches Phänomen, welches durch einen Schlüsselreiz hervorgerufen wird. Die betroffene Person hat dann ein plötzliches, für gewöhnlich kraftvolles Wiedererleben eines vergangenen Erlebnisses oder früherer Gefühlszustände. Diese Erinnerungen können von jeder vorstellbaren Gefühlsart sein.
GAS	Generalisiertes Anpassungssyndrom (H. Selye)
Großhirnrinde	Äußere, an Nervenzellen (Neuronen) reiche Schicht des Großhirns (auch als „Denkhirn" bezeichnet)
Halluzination	Eine Halluzination ist die Wahrnehmung eines Sinnesgebietes, ohne dass eine nachweisbare Reizgrundlage vorliegt. Das bedeutet zum Beispiel, dass physikalisch nicht nachweisbare Objekte gesehen oder Stimmen gehört werden, ohne dass jemand spricht. Halluzinationen können alle Sinnesgebiete betreffen. Eine Halluzination hat für den Halluzinierenden Realitätscharakter bzw. kann nicht von der Realität unterschieden werden. Im Gegensatz dazu merkt die Person bei einer Pseudohalluzination, dass es sich nicht um eine reale Wahrnehmung handelt.
Hardiness	Bedeutet Widerstandsfähigkeit und bezeichnet einen Persönlichkeitsfaktor, der Menschen trotz großer Belastungen und kritischer Lebensereignisse vor Krankheit zu schützen vermag. Dabei steht der individuelle Umgang mit Stressoren im Vordergrund.
HHNA	Hypothalamus-Hypohysen-Nebennierenrinden-Achse
Hippocampus	Bestandteil des Gehirns, der zu den evolutionär ältesten Strukturen des Gehirns zählt. Der Hippocampus ist eine zentrale Schaltstation des Limbischen Systems.
Hirnstamm	Ältester Teil des Gehirns, der den untersten Gehirnabschnitt bildet. Er verschaltet und verarbeitet eingehende Sinneseindrücke und ausgehende motorische Informationen und ist zudem für elementare und reflexartige Steuermechanismen zuständig.

Homöostase	Aufrechterhaltung eines Gleichgewichtszustandes in einem offenen dynamischen System durch einen internen regelnden Prozess
Hyperarousal	Symptome der Übererregung wie z. B. Schlafstörungen, Schreckhaftigkeit, erhöhte Reizbarkeit, mangelnde Affekttoleranz
Hypophyse	Hormondrüse, der eine zentrale übergeordnete Rolle bei der Regulation des neuroendokrinen Systems im Körper zukommt. Eine geläufige deutsche Bezeichnung ist Hirnanhangsdrüse.
Hypothalamus	Der Hypothalamus ist ein Abschnitt des Zwischenhirns. Er bildet Effektorhormone, Releasing- und Inhibiting-Hormone, verschiedene Neuropeptide und Dopamin. Der Hypothalamus steuert damit die vegetativen Funktionen des Körpers.
Hypothalamus-Hypophysen-Nebennierenrinden-Achse (HHN-Achse)	Die HHN-Achse ist eine positive Feedback-Schleife, die den Hypothalamus, die Hypophyse und die Nebennieren umfasst. Die Hormone, die die HHN-Achse steuern, sind Corticotropin-Releasing-Hormon (CRH), Arginin-Vasopressin (AVP), adrenocorticotropes Hormon (ACTH) und Cortisol. Die HHN-Achse ist an Reaktionen auf Stress beteiligt.
ICD	Die Internationale statistische Klassifikation der Krankheiten und verwandter Gesundheitsprobleme (engl. International Statistical Classification of Diseases and Related Health Problems, ICD) ist das wichtigste weltweit anerkannte Diagnoseklassifikationssystem der Medizin. Es wird von der Weltgesundheitsorganisation (WHO) herausgegeben. ICD-9 ist die neunte Version, ICD-10 die momentan aktuelle, international gültige Ausgabe.
ImpfG	Impfgesetz
Intrusion	Das Wiedererinnern und Wiedererleben von psychotraumatischen Ereignissen. Intrusionen umfassen Bilder, Flashbacks und Albträume. Intrusionen können eine Person dabei überwältigen; ein Ausblenden der Erinnerung ist häufig nicht ohne Weiteres möglich. Häufig wechseln sich Intrusion und emotionale Dumpfheit ab.

Involviertheit	Einbezogensein, Eingebundensein
ISAF	Die Internationale Sicherheitsunterstützungstruppe (engl. International Security Assistance Force, ISAF) ist eine Sicherheits- und Aufbaumission unter NATO-Führung im Rahmen des Krieges in Afghanistan seit 2001.
KFOR	Die Kosovo-Truppe (engl. Kosovo Force, KFOR) ist eine 1999 nach Beendigung des Kosovokrieges aufgestellte multinationale militärische Formation unter Führung der NATO. Sie sorgt gemäß der vom Sicherheitsrat der Vereinten Nationen am 10.06.1999 beschlossenen Resolution 1244 für ein sicheres Umfeld für die Rückkehr von Flüchtlingen.
Klassische Konditionierung	Eine vom russischen Physiologen Iwan Petrowitsch Pawlow begründete behavioristische Lerntheorie, die besagt, dass einem natürlichen, meist angeborenen, sog. unbedingten Reflex durch Lernen ein neuer, bedingter Reflex hinzugefügt werden kann. Die Annahmen und Techniken des klassischen Konditionierens können auch angewendet werden, um Ängste, Zwangshandlungen oder angstähnliche Symptome zu behandeln.
Kognition	Die von einem verhaltenssteuernden System ausgeführte Informationsumgestaltung. Kognition ist ein uneinheitlich verwendeter Begriff, mit dem auf die Informationsverarbeitung von Menschen und anderen Systemen Bezug genommen wird. Oft ist mit „Kognition" das Denken in einem umfassenden Sinn gemeint. Zu den kognitiven Fähigkeiten eines Menschen zählen z. B. Aufmerksamkeit, Erinnerung, Lernen, Kreativität, Planen, Orientierung, Imagination, Argumentation, Introspektion, Wille, Glauben und einige mehr. Die wissenschaftliche Erforschung der Kognition wird unter dem Begriff der Kognitionswissenschaft zusammengefasst.
Kognitiv	Das Wahrnehmen, Denken, Erkennen betreffend

Kognitive Therapie	Die kognitive Therapie ist eine Form der Verhaltenstherapie. Kognitionen umfassen Prozesse des Wahrnehmens, Erkennens, Begreifens, Urteilens und Schließens. Im Mittelpunkt der kognitiven Therapieverfahren stehen Kognitionen. Die kognitiven Therapieverfahren gehen davon aus, dass die Art und Weise, wie wir denken, bestimmt, wie wir uns fühlen und verhalten und wie wir körperlich reagieren. Die kognitive Therapie stellt somit die aktive Gestaltung des Wahrnehmungsprozesses in den Vordergrund, weil in letzter Instanz nicht die objektive Realität, sondern die subjektive Sicht des Betrachtenden über das Verhalten entscheidet. Vor allem spontanes und emotional getriebenes Verhalten sind sehr von der Art beeinflusst, wie ein Mensch sein Modell der Umwelt gedanklich strukturiert hat.
Kohärenzsinn	Angelegte bzw. angeborene Fähigkeit, Kohärenz (stimmige Verbundenheit) zwischen uns selbst und unserer Umwelt wahrzunehmen.
Konditionierte (gelernte, bedingte) Reaktion (CR)	Die konditionierte Reaktion (engl. conditioned reaction, CR), auch bedingte Reaktion, bedeutet die gelernte Antwort auf einen zunächst neutralen konditionierten Reiz (CS).
Konditionierter (gelernter, bedingter) Reiz bzw. Stimulus (CS)	Ursprünglich neutraler Reiz (Stimulus), der aufgrund einer mehrmaligen Kopplung mit einem unkonditionierten Reiz eine gelernte oder bedingte Reaktion bewirkt (unconditioned stimulus).
Konditionierung	Erlernen von Reiz-Reaktions-Mustern. Man unterscheidet zwei Grundtypen der Konditionierung: klassische Konditionierung, die ausgelöstes Verhalten betrifft (der lernende Organismus hat keine Kontrolle über den Reiz oder seine Reaktion) und die operante Konditionierung, die ursprünglich spontanes Verhalten betrifft, das je nach wahrgenommener Konsequenz zielgerichtet wird. Wird ein ursprünglich neutraler Reiz (z. B. Essen) mit einem Reiz (z. B. Klingel) gepaart, der eine bestimmte Reaktion (z. B. Speichelfluss) auslöst, wird nach mehrfacher Wiederholung die Reaktion allein durch diesen konditionierten Reiz (z. B. Speichelfluss beim Klingeln) ausgelöst.

Korrektiv	Etwas, was dazu dienen kann, Fehlhaltungen, Mängel usw. auszugleichen.
Korrelat	Ein Korrelat ist ein Begriff, der zu einem anderen in (ergänzender) Wechselbeziehung steht.
Kumulativ	Anwachsend, sich anhäufend, steigernd, summierend
Lernen am Modell	Ein Individuum eignet sich als Folge der Beobachtung des Verhaltens anderer Individuen sowie der darauffolgenden Konsequenzen neue Verhaltensweisen an oder verändert schon bestehende Verhaltensmuster weitgehend. Wichtig für diesen Lernprozess, der nur unter bestimmten Voraussetzungen (z. B. weitgehende Identifikation des Beobachters mit dem Modell, etwa Vater, Mutter) stattfindet, ist die Verstärkung.
Lerntheorie	Lerntheorien sind Modelle und Hypothesen, anhand derer Lernvorgänge psychologisch beschrieben und erklärt werden sollen. Der komplexe Vorgang des Lernens wird dabei mit möglichst einfachen Prinzipien und Regeln erklärt.
Life events	Der Begriff life event wurde aus dem Englischen übernommen und bezeichnet ein belastendes und lebensveränderndes Lebensereignis (z. B. Tod von Angehörigen, Scheidung, Geburt eines Kindes, berufliche Veränderungen). Life-Event-Forschung (life-event research) versucht, einen Zusammenhang zwischen den äußeren Veränderungen und den seelischen sowie körperlichen Folgen herzustellen.
Limbisches System	Funktionseinheit des Gehirns, die der Verarbeitung von Emotionen und der Entstehung von Triebverhalten dient. Hierzu gehören u. a. Thalamus, Hypothalamus, Amygdala. Das Limbische System wird auch als „Eingeweide- und Gefühlshirn" bezeichnet.
NCPTSD	Das National Centre for Post Traumatic Stress Disorder bietet die PILOTS-Datenbank als elektronischen Index für die weltweite Literatursuche zum Thema Post-Traumatic Stress Disorder (PTSD) an.

Nebennierenmark	Das Nebennierenmark ist dem sympathischen Nervensystem zuzurechnen und bildet Adrenalin und Noradrenalin.
Nebennierenrinde	Paarige Hormondrüse der Säugetiere, die sich auf den oberen Polen beider Nieren befindet. Die Nebennierenrinde produziert Steroidhormone und ist am Wasser-, Mineralstoff- und Zuckerhaushalt beteiligt.
Neuroleptika	Neuroleptika („Nervendämpfungsmittel") sind Psychopharmaka, die eine sedierende und antipsychotische – den Realitätsverlust bekämpfende – Wirkung besitzen. Sie werden hauptsächlich zur Behandlung von Wahnvorstellungen und Halluzinationen eingesetzt, die bei psychischen Störungen wie etwa der Schizophrenie oder Manie auftreten können. Neuroleptika finden außerdem Verwendung als Beruhigungsmittel, z. B. bei Unruhe, Ängsten oder Erregungszuständen. Heute sind Neuroleptika das Mittel der Wahl bei der Behandlung von Schizophrenie.
Neuromodulation	Technologie, die direkt auf die Nerven wirkt. Es ist die Veränderung (Modulation) der Nerventätigkeit durch die Bereitstellung elektrischer oder pharmakologischer Mittel direkt an einem bestimmten Zielgebiet.
Neurotransmitter	Endogene, biochemische Botenstoffe, welche die Information von einer Nervenzelle zur anderen über die Kontaktstelle der Nervenzellen, die Synapse, weitergeben.
Noradrenalin	Noradrenalin (NA) oder Norepinephrin (INN) ist ein Neurotransmitter und ein Hormon.
Operante Konditionierung	Begriff der Lernpsychologie, der das Erlernen von Reiz-Reaktions-Mustern beschreibt. Die Häufigkeit eines Verhaltens wird durch seine angenehmen oder unangenehmen (aversiven) Konsequenzen nachhaltig verändert. In der Alltagssprache ist dies „Lernen am Erfolg" oder „Lernen durch Belohnung/Bestrafung".

Operationalisierung	Operationalisierung (oder Messbarmachung) ist der Oberbegriff für Messung, Skalierung und Indexbildung. Sie legt fest, mit welchen Indikatoren ein theoretisches Konstrukt gemessen werden soll.
Opiate	Morphin ist das älteste und relevanteste Opiat. Jedoch haben in den letzten Jahren verstärkt andere Opioide (z. B. Oxycodon, Hydromorphon, Fentanyl) in der Schmerzmedizin an Bedeutung gewonnen. Ein weiteres Opiat, das sog. Codein, dient dagegen überwiegend der Unterdrückung des Hustenreizes. Verschiedene Opiate unterliegen den rechtlichen Vorschriften für Betäubungsmittel.
Pathogenese	Die Pathogenese beschreibt die Entstehung und Entwicklung einer Krankheit mit allen daran beteiligten Faktoren.
Peritraumatisch	In der Zeit während und direkt nach dem Trauma bzw. um das Trauma herum
Phobie	Übertriebene Angst vor z. B. bestimmten Dingen, Tieren, Orten oder Situationen
PMR	Die Progressive Muskelrelaxation ist ein Verfahren, bei dem durch die willentliche und bewusste An- und Entspannung bestimmter Muskelgruppen ein Zustand tiefer Entspannung des ganzen Körpers erreicht werden soll. Dabei werden nacheinander die einzelnen Muskelpartien in einer bestimmten Reihenfolge zunächst angespannt, die Muskelspannung wird kurz gehalten, und anschließend wieder entspannt.
Posttraumatisch	Nach einem Trauma
Prädisposition	Fachausdruck für die ererbte, genetisch bedingte Anlage oder Empfänglichkeit für bestimmte Krankheiten oder Symptome
Prätraumatisch	Vor einem Trauma
Prävention	Vorbeugende Maßnahmen, Programme und Projekte, um ein unerwünschtes Ereignis oder eine unerwünschte Entwicklung zu vermeiden.

Protektive Faktoren	Mechanismen, „die die Wirksamkeit von Risikofaktoren und die dadurch ausgelöste erhöhte Verletzlichkeit für Abweichungen, Auffälligkeiten und Beeinträchtigungen abschwächen können" (Böhnisch, 2001). Reichen diese Schutzmechanismen allerdings in einer bestimmten Stresssituation nicht aus, können Formen von abweichendem Verhalten aktiviert werden.
Psychophysiologie	Psychophysiologie befasst sich mit den Beziehungen zwischen psychischen Vorgängen und den zugrunde liegenden körperlichen Funktionen. Sie beschreibt, wie Emotionen, Bewusstseinsänderungen und Verhaltensweisen mit Hirntätigkeit, Kreislauf, Atmung, Motorik und Hormonausschüttung zusammenhängen.
PTBS	Posttraumatische Belastungsstörung
PTSD	Posttraumatic Stress Disorder
Resilienz	Widerstandsfähigkeit eines Systems gegenüber Störungen
Serotonin	Serotonin (auch 5-Hydroxytryptamin (5-HT) oder Enteramin) ist ein Gewebshormon und Neurotransmitter. Es kommt u. a. im Zentralnervensystem, Darmnervensystem, Herz-Kreislauf-System und im Blut vor. Serotonin ist eine Komponente des Serums, die den Tonus (Spannung) der Blutgefäße reguliert. Es wirkt außerdem auf die Magen-Darm-Tätigkeit und die Signalübertragung im Zentralnervensystem.
Serotonin-Wiederaufnahmehemmer (SSRI)	Selektive Serotonin-Wiederaufnahmehemmer ((S)SRI = (Selective) Serotonin Reuptake Inhibitor) sind Antidepressiva, die am Serotonin-Transporter ihre Wirkung entfalten und dabei die Serotonin-Konzentration in der Gewebeflüssigkeit des Gehirns erhöhen. An anderen Transportern wirken sie nicht oder nur schwach. Darin unterscheiden sie sich von den älteren trizyklischen Antidepressiva und werden deshalb als selektiv bezeichnet.
SG	Das Soldatengesetz (SG) regelt die Rechtsstellung der Soldaten der deutschen Bundeswehr.

SGB	Das deutsche Sozialgesetzbuch (SGB) ist die Zusammenfassung des Sozialrechts (im formellen Sinn). Im SGB sind die wesentlichen Bereiche dessen geregelt, was heute dem Sozialrecht zugerechnet wird. 1969 hat der Gesetzgeber mit der Konzeption einer Zusammenfassung von zahlreichen Einzelgesetzen zu einem zusammenhängenden Gesetzeswerk begonnen, die inzwischen sehr weit fortgeschritten ist. Das SGB enthält sowohl Regelungen über die verschiedenen Zweige der Sozialversicherung, die früher in der Reichsversicherungsordnung kodifiziert waren, als auch über jene Teile des Sozialrechts, die nicht den Charakter einer Versicherung tragen, sondern als Leistungen staatlicher Fürsorge aus Steuermitteln finanziert werden. Das SGB besteht bisher aus zwölf Büchern (SGB I bis SGB XII).
Simulation	Vortäuschen von nicht vorhandenen Symptomen eines Krankheitsbildes. Mit der Simulation verbunden ist ein Krankheitsgewinn, z. B. finanzielle Begünstigungen oder vermehrte Aufmerksamkeit von Seiten der Umgebung.
Somatisierung	Somatisierung beschreibt die Neigung, körperliches Unwohlsein und Symptome, die nicht auf krankhafte organische Befunde zurückzuführen sind, körperlichen Erkrankungen zuzuschreiben und eine medizinische Behandlung dafür anzustreben. Es wird angenommen, dass diese Neigung häufig eine Reaktion auf psychosoziale Belastungen ist.
Somatoforme Störungen	Hierunter werden körperliche Beschwerden bezeichnet, die sich nicht oder nicht hinreichend auf eine organische Erkrankung zurückführen lassen. Neben Allgemeinsymptomen wie Müdigkeit und Erschöpfung stehen Schmerzsymptome an vorderster Stelle, gefolgt von Herz-Kreislauf-Beschwerden, Magen-Darm-Beschwerden, sexuellen und pseudoneurologischen Symptomen.
Stimulus (Pl. Stimuli)	Reiz, Anreiz, Stachel

Stress

Durch spezifische äußere Reize (Stressoren) hervorgerufene psychische und physische Reaktionen bei Lebewesen, die zur Bewältigung besonderer Anforderungen befähigen bzw. die dadurch entstehende körperliche und geistige Belastung.

Stressor

Stressoren (auch Stressfaktoren) bezeichnen alle inneren und äußeren Reize, die Stress verursachen und dadurch das betroffene Individuum zu einer Anpassungsreaktion veranlassen.

Suizid

Suizid (Selbsttötung, Selbstmord oder Freitod) ist das willentliche Beenden des eigenen Lebens durch beabsichtigtes Handeln oder absichtliches Unterlassen von lebenserhaltenden Maßnahmen, z. B. lebenswichtige Medikamente, Nahrungsmittel oder Flüssigkeit zu sich zu nehmen.

Sympathikus

Der Sympathikus ist neben dem Parasympathikus ein Teil des vegetativen Nervensystems. Die meisten Organe werden von den beiden Systemen gesteuert, die als Gegenspieler (antagonistisch) wirken. Der Sympathikus erhöht die nach außen gerichtete Handlungsbereitschaft.

Synapse

Kontaktstelle zwischen Nervenzellen und anderen Zellen oder zwischen Nervenzellen untereinander

Syndrom

Hierunter versteht man eine Erkrankung, welche durch eine charakteristische Gruppe gemeinsam auftretender Krankheitszeichen gekennzeichnet ist.

Terminologie

Menge aller Fachausdrücke (Termini) eines Fachgebiets

Thalamus

Größter Teil des Zwischenhirns, der sich aus vielen Kerngebieten zusammensetzt, die eine besonders starke Verbindung zur gesamten Großhirnrinde aufweisen.

Tiefenpsychologie

Fasst alle psychologischen und psychotherapeutischen Ansätze zusammen, die den unbewussten seelischen Vorgängen einen hohen Stellenwert für die Erklärung menschlichen Verhaltens und Erlebens beimessen. Die zentrale Vorstellung der Tiefenpsychologie ist, dass „unter der Oberfläche“ des

	Bewusstseins in den Tiefenschichten der Psyche weitere, unbewusste Prozesse ablaufen, die das bewusste Seelenleben stark beeinflussen. Die verschiedenen Richtungen der Tiefenpsychologie sind der Auffassung, dass dem bewussten Erleben und Verhalten Prozesse der Triebregulation und Konfliktverarbeitung zugrunde liegen. Diese in der „Tiefe" des Unbewussten ablaufenden psychischen Prozesse werden von Trieben und anderen motivationalen Vorgängen bestimmt.
Tonus	Spannungszustand der Muskulatur
Trizyklische Antidepressiva (TZA)	Psychopharmaka mit Wirkung auf depressive Erkrankungen (Antidepressiva). Sie zeichnen sich durch eine stark stimmungsaufhellende Wirkung aus und zählen zu den schon am längsten angewandten Präparaten zur Behandlung von Depressionen. Ihr Name ist geprägt durch ein charakteristisches chemisches Strukturfragment, welches aus drei Ringen besteht.
Unkonditionierte Reaktion (UCR, UR)	Eine unkonditionierte Reaktion (unconditioned reaction, UCR) ist eine angeborene Reaktion (Reflex) auf einen unkonditionierten Stimulus (z. B. Speichelfluss beim Anblick von Essen, Lidschluss bei Fremdkörper im Auge).
Unkonditionierter Reiz (UCS, UR)	Ein unkonditionierter Stimulus (unconditioned stimulus, UCS) ist ein Reiz, der ohne Lernen eine Reaktion (Reflex) auslöst. Ein UCS löst eine natürliche bzw. angeborene Reaktion aus.
UNICEF	Das Kinderhilfswerk der Vereinten Nationen (engl. United Nations Children's Fund, UNICEF) ist eines der entwicklungspolitischen Organe der Vereinten Nationen. Es wurde 1946 gegründet, zunächst um Kindern in Europa nach dem Zweiten Weltkrieg zu helfen. Heute arbeitet das Kinderhilfswerk vor allem in Entwicklungsländern.
UNIFIL	United Nations Interim Force in Lebanon (UNIFIL, deutsch: Interimstruppe der Vereinten Nationen in Libanon) ist eine Beobachtermission der UNO im

	Libanon. Die UNIFIL-Mission wurde 1978 ins Leben gerufen und ist eine der ältesten aktiven Beobachtermissionen der Vereinten Nationen.
Vegetatives (autonomes) Nervensystem	Das vegetative oder autonome Nervensystem ist für lebenswichtige Prozesse wie Atmung, Verdauung, Stoffwechsel, Ausscheidung, Körpertemperatur, Blutdruck und Herztätigkeit sowie Sexualorgane zuständig, das ohne willentliche Steuerung durch Zentren im Gehirn und durch Hormone (Adrenalin, Noradrenalin und Cortisol) geregelt wird. Alle menschlichen Emotionen wie Angst oder Wut werden von Veränderungen im vegetativen Nervensystem begleitet. Das vegetative Nervensystem besteht aus drei Abschnitten: dem sympathischen Nervensystem, das für die Reaktion auf Belastungen zuständig ist, dem parasympathischen Nervensystem, das für Entspannung und Energieaufbau zuständig ist, und dem Darmwandnervensystem. Der menschliche Körper ist darauf angelegt, dass er nach einer heftigen Emotion, einer Anstrengung oder einem Stresszustand wieder in den Ruhezustand gelangt, denn langanhaltende Belastungen bringen die Balance des autonomen Nervensystems durcheinander und es kommt zu körperlichen und psychischen Problemen.
Verbalisieren	Ausdrücken, äußern, formulieren, in Worte fassen, sagen usw.
Vulnerabilität	Individuelle Verletzlichkeit. Diese leitet sich aus der Beobachtung ab, dass Organismen, die denselben objektiven Schädigungen ausgesetzt sind, darauf unterschiedlich stark mit Krankheit reagieren.
WHO	Die Weltgesundheitsorganisation (engl. World Health Organization, WHO) ist eine 1948 gegründete Sonderorganisation der Vereinten Nationen. Sie ist die Koordinationsbehörde der Vereinten Nationen für das internationale öffentliche Gesundheitswesen.[195, 196]

195 http://www.wikipedia.de

196 http://www.duden.de

Ausgewählte Literatur

Adler, A.: Posttraumatische Stresssymptome bei US-Veteranen des Golfkrieges. Walter Reed Army Institute of Research/United States Army Medical Research Unit-Europe, Heidelberg 1994

American Psychiatric Association: Diagnostic and Statistical Manual of Mental Disorders. American Psychiatric Press, Washington D.C. 1980

Belenky, G. L./Tyner, C. F./Sodetz, F. J.: Israeli Battle Shock Casualties 1973 and 1982. Washington D.C. 1983

Bölter, A./Süß, H.-M./Schuschke, T./Tempka, A. et al.: Die Posttraumatische Belastungsstörung nach Verkehrsunfällen. Zeitschrift für Psychiatrie, Psychologie und Psychotherapie, 2007

Boos, A.: Kognitive Verhaltenstherapie nach chronischer Traumatisierung. Hogrefe Verlag für Psychologie, Göttingen, Bern, Toronto, Seattle 2005

Breuer, G./Freud, S.: Über den psychischen Mechanismus hysterischer Phänomene. In: *Freud, S.* (Hrsg.): Gesammelte Werke, Erster Band, S. Fischer Verlag, Frankfurt am Main 1952

Buchwald, P. u. a.: Stress gemeinsam bewältigen, Ressourcenmanagement und multiaxiales Coping, Göttingen 2004

Bundesministerium der Verteidigung, Führungsstab der Streitkräfte I 4: Schriftenreihe „Psychische Belastungen durch Einsätze in Krisengebieten"; Heft 1–3/2002

Bundesministerium für Arbeit und Soziales: Beschluss zur posttraumatischen Belastungsstörung – Klinik und Begutachtung. Az. 65-50122-2/38

Dickerson, S. S./Kemeny, M. E.: Acute stressors and cortisol responses: a theoretical integration and synthesis of laboratory research. Psychol. Bull. 130, 2004

Dilling H./Mombour W./Schmidt, M. H. (Hrsg.): Internationale Klassifikation psychischer Störungen ICD-10. Verlag Hans Huber, Bern, Göttingen, Toronto, Seattle 1993

Egle, U. T./Hoffmann, S. O./Joraschky, P.: Sexueller Missbrauch, Misshandlung, Vernachlässigung. Schattauer Verlag, Stuttgart 1996

Ehlers, A.: Posttraumatische Belastungsstörung, Band 8, Göttingen, Bern, Toronto, Seattle 1999

Ehring, T./Ehlers, A.: Ratgeber Trauma und Posttraumatische Belastungsstörung. Hogrefe Verlag für Psychologie, Göttingen, Bern, Toronto, Seattle 2012

Figley, C. R.: Post-Traumatic Stress Disorder. Similarities between USSR and USA Veterans. In: Medical Corps International, 1989

Fischer, G./Riedesser, P.: Lehrbuch der Psychotraumatologie. Ernst Reinhardt Verlag, München 1998

Geldmacher, A.: Vom Stress zum Trauma. Verlag Dr. Müller, Saarbrücken 2007

Kolle, K.: Die Opfer der nationalsozialistischen Verfolgung aus psychiatrischer Sicht. Nervenarzt, 29, 1958

Kowalski, J. T.: Psychotraumatisierung und akute Belastungsreaktion. In: *Puzicha K. J. (Hrsg.):* Psychologie für Einsatz und Notfall. Internationale truppenpsychologische Erfahrungen mit Auslandseinsätzen, Unglücksfällen, Katastrophen. Berhadt & Graefe, Bonn 2001

Kröger, C.: Psychologische Erste Hilfe. Hogrefe Verlag für Psychologie, Göttingen, Bern, Toronto, Seattle 2013

Latscha, K.: Belastungen bei Polizeivollzugsbeamten: Empirische Untersuchung zur Posttraumatischen Belastungsstörung bei bayerischen Vollzugsbeamten/-innen. Dissertationsarbeit Ludwig-Maximilians-Universität München 2005

Lazarus, R. S./Folkman, S.: Stress, apparaisal and coping. Springer Verlag, New York 1984

Lenke, S./Remke, S.: Einflussfaktoren auf das Entstehen von Psychotraumen nach polizeilichen Extremereignissen, München 2005

Litz, B. T./Keane, T. M.: Information processing in anxiety disorders: Application to the understanding of post-traumatic stress disorder. Clinical Psychology Review, 9, 1989

Lukowski, T.: DNP, Der Neurologe und Psychiater, Psychische Erkrankungen Armeeangehöriger. Was auf unsere Gesellschaft zukommen wird, 2/2010

Maercker, A.: Posttraumatische Belastungsstörungen, Springer Verlag, Berlin Heidelberg 2009

Maercker, A.: Posttraumatische Belastungsstörungen: Psychologie der Extrembelastungsfolgen bei Opfern politischer Gewalt. Unveröffentlichte Habilitationsschrift, Technische Universität Dresden 1997

Maercker, A. (Hrsg.): Therapie der posttraumatischen Belastungsstörung. Springer Verlag, Berlin, Heidelberg 2003

MDK Forum 2/2010: Posttraumatische Belastungsstörung – Von der Katastrophe verfolgt http://www.mdk.de/1866.htm

Mitchell, J. T./Everly, G. S.: Critical Incident Stress Debriefing (CISD): An operations manual for the prevention of traumatic stress among emergency services and disaster worker. Ellicot City, MD, Chevron 1993

Peters, U. H./Faust, V.: Das Überlebenden-Syndrom. In: *Faust, V. (Hrsg.):* Psychiatrie – Ein Lehrbuch für Klinik, Praxis und Beratung. Gustav Fischer Verlag, Stuttgart, Jena, New York 1995

Peterson, C./Seligman, M. E. P.: Causal explanations as a risk factor for depression: Theory and evidence. Psychol Rev, 91, 1984

Riedesser, P./Verderber, A.: Maschinengewehre hinter der Front: Zur Geschichte der deutschen Militärpsychiatrie. Fischer Taschenbuch Verlag GmbH, Frankfurt am Main 1996

Sass, H./Wittchen, H.-U./Zaudic, M. (Hrsg.): Diagnostisches und Statistisches Manual Psychischer Störungen – DSM-IV. Hogrefe Verlag für Psychologie, Göttingen, Bern, Toronto, Seattle 1996

Selye, H.: The stress of life. McGraw-Hill, New York 1976

Shapiro, F.: Eye movement desensitization: A new treatment for post-traumatic stress disorder. Journal of Behavior Therapy and Experimental Psychiatry, 1989

Shapiro, F.: Eye Movement Desensitization and Reprocessing. Basic principles, protocols. Guilford, New York 1995

Shay, J. (Hrsg.): Achill in Vietnam. Kampftrauma und Persönlichkeitsverlust. Hamburger Edition, Hamburg 1998

Solomon, Z./Mikulincer, M./Avitzur, E.: Coping, locus of control, social support and combat-related posttraumatic stress disorder: A prospective study. Journal of Personality and Social Psychology, 1988

Solomon, Z./Mikulincer, M./Waysman, M./Marlowe, D. H.: Delayed and immediate onset posttraumatic stress disorder: Differential clinical characteristics, Social Psychiatry and Psychiatric Epidemiology, 1991

Teegen, F.: Posttraumatische Belastungsstörungen bei gefährdeten Berufsgruppen: Prävalenz, Prävention, Behandlung. Huber Verlag, Bern 2003

Tegtmeier, M.: Traumatischer Stress bei militärischen Kräften. Verlag Dr. Kovac, Hamburg 2010

United States Department of Veterans Affairs, VA Benefits & Health Care Utilization

Stichwortverzeichnis

10

10